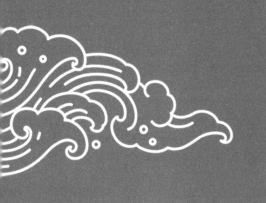

U0129641

名中医
谈四季养生

陶 艳◎主编

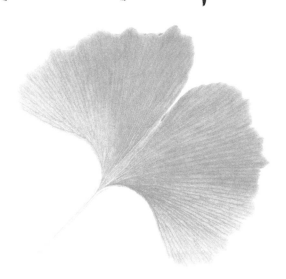

CS
K 湖南科学技术出版社·长沙

图书在版编目（ＣＩＰ）数据

名中医谈四季养生 / 陶艳主编. —长沙 ： 湖南科学技术出版社，2023.8

ISBN 978-7-5710-2464-2

Ⅰ．①名… Ⅱ．①陶… Ⅲ．①养生(中医) Ⅳ.①R212

中国国家版本馆 CIP 数据核字(2023)第 174470 号

MING ZHONGYI TAN SIJI YANGSHENG

名中医谈四季养生

主　　编：陶　艳

出 版 人：潘晓山

责任编辑：吴　嘉

出版发行：湖南科学技术出版社

社　　址：长沙市芙蓉中路一段 416 号泊富国际金融中心

网　　址：http://www.hnstp.com

湖南科学技术出版社天猫旗舰店网址：

　　　　http://hnkjcbs.tmall.com

邮购联系：本社直销科 0731-84375808

印　　刷：长沙市雅高彩印有限公司

　　　　（印装质量问题请直接与本厂联系）

厂　　址：长沙市开福区中青路 1255 号

邮　　编：410153

版　　次：2023 年 8 月第 1 版

印　　次：2023 年 8 月第 1 次印刷

开　　本：700mm×1000mm　1/16

印　　张：11.75

字　　数：224 千字

书　　号：ISBN 978-7-5710-2464-2

定　　价：43.00 元

前　言

随着"健康中国 2030"战略的实施和推进，人民群众对健康的需求从"以治病为中心"向"以健康为中心"转变，全民健康理念发生了重大转变。从"治病"向"预防"的转变，正与中医"治未病"的理念不谋而合。

两千多年前，《黄帝内经》就提出："上工治未病，不治已病，此之谓也。"中医"治未病"的理念经过长期实践，逐步发展出"未病先防、已病防变、瘥后防复"的理论体系，既体现了中国文化中居安思危、防微杜渐的哲学思想，也良好地满足了当下人民群众追求健康生活的需求。因此，中医养生之道得到越来越多人的青睐，中医养生健康教育与知识普及也愈加不可或缺。

2021 年 8 月，湖南省发布《健康湖南"十四五"建设规划》，明确要求"创作一批中医药文化精品，开展中医药科普教育活动"。2022 年 11 月，国家中医药管理局等部门联合发布《"十四五"中医药文化弘扬工程实施方案》，明确"广泛开展中医药科普工作"。推进中医药科普工作的东风越来越强劲，《名中医谈四季养生》一书应运而生。

本书以季节为节点，将全书划分成春季养肝、夏季养心、长夏养脾、秋季养肺、冬季养肾等五大部分，这个思路来源于中医养生理念中"天人合一"的整体观。

中医将一年四季分为五个部分，分别为春（立春到立夏）、夏（立夏到小暑，即夏季前两个月）、长夏（小暑到立秋，即夏季最后一个月）、秋（立秋到立冬）、冬（立冬到立春）。又将中医五季分别对应五行和五脏：春—木—肝，夏—火—心，长夏—土—脾，秋—金—肺，冬—水—肾。

中医学认为，立于天地之间、宇宙之中的人体，生活活动规律与自然界相通相应，自然界的各种变化都会对人体健康产生重要影响。因此，要达到养生防病的目的，则需顺应天时变化，掌握不同季节的气候变化和自然环境特点，追求与自然和谐统一。

所谓"天地合而万物生，阴阳接而变化起"，《名中医谈四季养生》正是以中医"天人合一"的养生观念为内核，以中医"辨证施治"思维为指导，以中西结合干预为方法论，结合现代人的具体生活实际，力求为读者给出专业而权威的健康指导意见。

因此，我们组织了湖南中医药大学第二附属医院（湖南省中医院）多位知名中医专家，以季节作为主要脉络，共分作 60 小节，分别对各个季节中的常见病、多发病进行分类梳理、具体阐述，旨在提高大众对各类常见病、多发病的认识，进而增强疾病预防能力。全书采用案例结合科普的方式，内容充实，通俗易懂，图文并茂，具有覆盖面广、实用性强的显著特点，适合热爱养生、爱好中医的各界人士阅读。

希望广大读者能够读有所获，对本书不足之处多提宝贵意见，以便后续修订。同时，诚挚感谢所有编者、专家对本书出版所作的努力和贡献。

目　　录

第一部分　　春季养肝

一、袁长津谈春季养生…………………………………………………………1

二、乙型病毒性肝炎——和乙型病毒性肝炎患者一起吃饭会被传染吗………4

三、胆囊炎——胆应春气，小心胆囊炎………………………………………7

四、胆结石——盲目减肥，会导致胆结石吗…………………………………10

五、"网球肘"——"网球肘"并非网球手专利，多类人群高发…………13

六、干眼症——眼睛干涩就滴眼药水？小心干眼症…………………………16

七、青少年近视——警惕，这六个习惯提示孩子视力异常…………………19

八、肩周炎——肩周炎如何预防、锻炼和治疗………………………………22

九、腱鞘囊肿——会痛的"珍珠"，可能是腱鞘囊肿………………………25

十、踝关节扭伤——脚崴了怎么办？这四步要记住…………………………28

十一、筋膜炎——后背经常疼，竟是筋膜炎…………………………………31

十二、荨麻疹——荨麻疹反复发作、奇痒难忍怎么办………………………34

第二部分　　夏季养心

一、毛以林谈夏季养心…………………………………………………………37

二、高血压——"祖传"高血压还有救吗？中医专家告诉你答案…………40

三、冠心病——冠心病，不只冬季高发………………………………………44

四、心绞痛——劳累可诱发的"心绞痛"，这样预防才有效………………47

五、心悸——"阳康"后总心悸，究竟怎么办………………………………50

六、脑卒中——男子突发偏瘫失语，脑卒中离我们有多远…………………54

七、偏头痛——忍忍就过去了？偏头痛需及早治疗…………………………56

八、癫痫——长期熬夜致癫痫发作，怎样正确应对…………………………60

九、头晕——头晕不一定是颈椎病，还要警惕这些疾病……………………64

十、周围神经病——咳嗽、拉肚子后四肢乏力，要警惕急性周围神经病……67

十一、痤疮——做好这几点，拯救"红脸蛋"………………………………69

十二、黄褐斑——黄褐斑难缠，不妨试试这个办法…………………………72

第三部分　长夏养脾

一、刘春华谈长夏养生…………………………………………………………75

二、消化道出血——吃退热药引起消化道出血? 中医专家紧急提醒…………77

三、幽门螺杆菌——全国近一半人感染幽门螺杆菌? 关于它的这些事你应该
　　知道……………………………………………………………………………80

四、胰腺炎——快注意! 这些信号是胰腺在求救…………………………………83

五、急性肠胃炎——一反"肠"态别担心,这样做正确防治急性肠胃炎…………86

六、便秘——便秘问题全攻略……………………………………………………89

七、腰肌劳损——得了腰肌劳损如何止损,记住这几点…………………………92

八、银屑病——银屑病不传染! 关于银屑病的防治一定要知道…………………95

九、盆腔炎——肚子痛、白带多,可能是患上盆腔炎……………………………97

十、阴道炎——75% 的女性患有阴道炎? 做好这些赶走它………………………100

十一、日光性皮炎——晒太阳补钙? 小心日光性皮炎………………………103

十二、口腔溃疡——"会呼吸的痛",不仅仅因为上火……………………106

第四部分　秋季养肺

一、游柏稳谈秋季养生…………………………………………………………109

二、新型冠状病毒感染——新型冠状病毒感染中医防治攻略…………………112

三、感冒——小小感冒大不同,治疗当然不一样………………………………115

四、咳嗽——持续咳嗽会变成肺炎吗…………………………………………118

五、哮喘——哮喘自救,须记住这四点………………………………………121

六、呼吸道感染——3 天一小咳,5 天一大咳? 小心孩子得了反复呼吸道感染
　　…………………………………………………………………………………123

七、秋季腹泻——秋季拉肚子是小问题? 答案可能没你想得这么简单…………126

八、痔疮——别把痔疮不当回事,这 6 类特殊人群患了痔疮千万别硬扛…………128

九、溃疡性结肠炎——腹痛、腹泻多年,原来是溃疡性结肠炎作怪…………131

十、湿疹——不是"湿",而是"干"出来的病………………………………134

十一、变应性鼻炎——入秋狂打喷嚏、流鼻涕,别把变应性鼻炎当感冒……137

十二、"阳康"后调理——"阳康"后调理需要这样做…………………………140

第五部分　冬季养肾

一、刘新祥谈冬季养生…………………………………………………………143

二、尿毒症——28 岁小伙患上尿毒症，做好这三件事避免肾损伤 …………145

三、盆底肌无力——一咳嗽就漏尿？三招改善你的尴尬………………………148

四、痛经——忍忍就过去了？可能是身体向你发出的求救信号………………151

五、脱发——秋冬落叶季，脱发怎么办…………………………………………153

六、骨质疏松——明明没有摔跤，怎么会骨折了………………………………156

七、颈椎病——颈椎病找上门，这些坏习惯可能你天天在做…………………159

八、腰椎病——腰痛不已，休息也无法缓解，必须要"开大刀"吗…………162

九、中耳炎——儿童听力下降的"罪魁祸首"…………………………………165

十、耳鸣——耳鸣如影随形，到底该怎么办…………………………………168

十一、膝骨关节炎——得了膝骨关节炎不要乱吃药，症状不同治疗方法不同

　　　………………………………………………………………………………171

十二、不孕不育——每 10 对夫妻就有 1 对不孕不育，这些常见习惯是杀手

　　　………………………………………………………………………………174

第一部分 |春季养肝

一、袁长津谈春季养生

《黄帝内经》中所言，"人与天地相参也，与日月相应也"，人与自然息息相关，四季气候有其变化规律，人应顺应自然变化而做出相应调节，达到人体内外环境的协调统一，以预防疾病的发生、发展。春天是万物复苏、阳气生发的时节，万物生、长、壮、老、已的自然变化规律，是从春天的生发之气开始，所以春季养生有利于全年的身体健康。

1. 调畅情志

中医认为春季属木，木遇春则旺，而人体中肝属木，通于春气，具有疏通、畅达全身气机的作用。肝随春气而旺盛，生发而畅达，如情志抑郁暴怒不能调节引起肝的疏泄功能失调，则会导致机体气机不畅，气血失调，邪有所藏，疾病即发或遇感而发，所以春季养生应该调节好自身情绪，保持心情乐观开朗、心境平和，忌暴怒忧郁，顺应春气的生发及肝气的条达之性。现代人生活、工作、学习节奏加快，常让人产生焦躁、烦闷、暴躁、抑郁等负面情绪，应尽快恢复心情平静。利用春季来调节情志以养肝，是中医养生的一大重要部分。

负面情绪不能任其发展，也不能强行压制，而是要用一些办法减轻甚至化解负面情绪对身体带来的影响。

可以通过以下方法调畅情志。

1）谈话法。通过对亲朋好友的倾诉谈话，以使郁积的不良情志得到排解与疏泄。

2）书写法。把自身遇到不愉快的事写出来，也是一种管理、宣泄情绪的调节方法。

3）哭泣法。哭泣也是一种情感倾诉的方法，把不良情绪发泄出来，恢复平衡。

4）自我放松法。通过愉悦的音乐、电影、想象等体验快乐，调节消极情绪，达到疏泄得当，改善机体紊乱功能。

5）运动法。运动可改善中枢神经系统的调节能力，缓解消极情绪，并能提高自信，比如进行爬山、打球、跳舞、跑步等。

2. 早睡早起

春天万物开始生长，天地之气开始萌发，是生发阳气的好时候，而早睡早起以保证良好的睡眠，使得阳气得以生发，不被遏制，有利于体内阴阳平衡，23—3时血液流经于肝，是最应该睡觉的时候，能够给肝提供良好的工作环境。一般保持在23时前睡觉，7时左右起床为宜。并有研究表明早睡早起的人幸福感更强。

1）晚上小准备。晚饭后可以稍微活动身体，比如散步，有利于身体舒张放松；睡前半小时放下手机，心情平静，摒弃杂念，容易入睡，对身心健康有益；睡前洗热水脚、揉脚（用双手拍打双腿外侧，由上至下拍打数次；握拳旋转揉动小腿肚处数次）、按脚（按并揉搓脚底涌泉穴5分钟左右），有助于血气运行，温补脏腑，宁心安神，利于睡眠。

2）睡眠环境适宜。安静的睡眠环境，空气流通，保持室内空气新鲜，温度及湿度适宜，有利于睡眠质量。

3）起床后可以伸懒腰。能够养肝护肝、通畅三焦，可以使体内气血运行通畅，消除疲劳，以好状态迎接一天的生活及学习工作，在一天当中也可以有意识地伸几个懒腰，也会使得身心舒适。

4）适当的午休。春天容易犯困，适当的午休显得很重要，哪怕小睡几分钟至十几分钟，也能够消除疲惫，但睡眠时间不宜过长，以30分钟左右为宜，这样可以有效地提供更多的血液进行循环，使得下午的学习工作有一个良好的开始。

3. 注意保暖

"春捂秋冻"是智慧、经验的总结，同时具有科学依据，做到"春夏养阳"的养生法。春季时节，天气渐暖，腠理开，很多人穿短衣短袖，这时容易受寒邪侵袭，导致体内阳气的耗伤，疾病容易发生。所以在春季，气候刚转暖的时候人体处在回暖的初醒之际，不要过早地脱掉保暖衣物，减少衣物慢一点及少一点有助于健康。春捂并不是穿越多越好，"捂"得恰当，有利于调节人体的温度恒定，且不致春日寒邪侵犯人体。早晚气温降低，适当加点衣物，晴日的中午时刻气温上升，适当减衣服。孩子好动易汗出不要捂太紧，出汗后骤减衣服很容易受凉感冒。

捂哪里？做到三捂。

1）捂腿脚。俗话所说"寒从脚起"，脚部是人体怕冷的部位，人体下部远离心脏，血液循环比上部差，寒邪容易侵袭人体下部。并且足部、脚踝等处有多条经脉循行，受寒则侵袭人体，内脏也会相应地产生寒气。在春季，根据气温，选择合适的裤子及鞋袜，下身穿暖和一些，尤其足部冰凉的人，更注意穿着保暖性好、防寒防风的鞋袜，进行热水泡脚，保护体内阳气，可预防感冒、鼻炎、哮喘等疾病的发生。

2）捂肚子。腹部有很多经脉通过，是阴经汇聚之处，同时脾胃容易受寒，引起腹痛腹泻等情况，腹部保暖可以起到保护体内脏器的作用，增强消化功能和促进体内血液流通。尤其是脾胃功能差、患有妇科病的人更需要腹部保暖。

3）捂后背。中医认为背为阳中之阳，春天是人体补阳气的最佳时期，背部的保暖有利于阳气的生发，有"背者五脏之附也，背欲常暖，暖则肺脏不伤"之说，背部保暖，使得风寒之邪不能透过背部侵袭人体，可以预防风寒感冒、咳嗽、鼻塞等。除此之外可以让后背适当地晒晒太阳，可以加快阳气的补充。

4. 饮食调摄

春季饮食宜清补，多吃新鲜蔬菜及含蛋白丰富的食物，有利于轻清之气的调畅。

1）饮食宜清淡，避免大热、大寒。烹调需要少油少盐，选择食物要荤素搭配，注意阴阳互补，比如烹调鱼、虾、蟹等寒性食物时，添加葱、姜、蒜、醋等发热的调料；如食用韭菜、大蒜、木瓜等助阳类菜肴，添加蛋类等滋阴食材，达到阴阳互补的目的。油腻、黏滞之品易伤脾胃阳气，应尽量少食。辛甘之品可助春阳，可稍微进食一些辛味的东西，如葱、生姜、韭菜、蒜苗等都是养春气的食物，还具有杀菌防病的功效，但不可多食。

2）吃黄绿蔬菜及含蛋白丰富食物。应多吃红黄色和深绿色的蔬菜，如胡萝卜、南瓜、番茄、青椒、芹菜等，对恢复精力、消除春困很有好处。食用蛋白丰富的食物，如鸡、蛋、牛奶等食物，增强体质。

3）多喝水，多喝粥、汤。春天木旺，容易耗伤体内水分，多喝水、粥、汤，可补充体内水分的流失。

4）少饮酒，多吃水果。酒会伤肝，春季更不宜饮酒。食用桑椹、樱桃、草莓等营养丰富的水果，能够滋补养肝，润肺生津。

5. 户外活动

《黄帝内经》中所记载"春三月，此谓发陈，天地俱生，万物以荣，夜卧早起，广步于庭，被发缓形，以使志生"，春暖花开之际，户外活动可以使全身气血通畅，心情愉悦，并且可以强身健体。春季适合做一些户外有氧运动，比如散步、体操、慢跑、打拳等活动，年轻人可做球类运动，春游等户外活动也可以使体内组织器官顺应春气的生发之气，融入大自然当中，提高身心健康。户外活动的同时，需要预防疾病的发生，春季是皮肤病高发期，对花粉有变态反应的或患有哮喘的人，避免参与赏花活动，体质较弱的人群避免到拥挤的公共场合。

春天是万物复苏、生机勃勃的季节，是希望的季节，我们享受春天带来的美好生活的同时，需要注意身心健康，保持乐观的心态面对生活，注意早睡早起、保暖、饮食、适当活动等，以好身心迎接一年四季。

二、乙型病毒性肝炎——和乙型病毒性肝炎患者一起吃饭会被传染吗

　　55 岁的陈先生（化名）20 多岁时患上乙型病毒性肝炎（以下简称乙肝），至今已 30 余年，因为担心传染给家人，一直不敢和妻儿有太多亲密接触，心理压力较大。平日里，陈先生吃饭时胃口不好、经常倦怠乏力、腹部隐隐作痛，但忙于工作的他未把这些放在心上。没想到，最近他被诊断为肝癌中晚期，他后悔没早点注意。医生提醒，乙型肝炎病毒（简称乙肝病毒）病毒进入人体后，一直在破坏肝脏，如果得不到及时有效的治疗，持续发展下去就可能会导致肝硬化、肝癌等严重的肝脏疾病。因此患有肝炎，特别是合并脂肪肝、长期饮酒等高危人群，应定期体检，做到早发现、早诊断、早治疗。如果陈先生患乙肝之初引起重视、及时治疗，很可能就能避免这一恶果。

　　据统计，乙肝病毒（hepatitis B virus，HBV）感染呈世界性流行，全球每年约有 82 万人死于 HBV 感染相关疾病。中国 84% 的肝癌由 HBV 感染导致。我国是乙肝大国，许多人对乙肝的认识存在着误区。科学认识和防治乙肝，非常必要。

1. 什么是乙肝

　　乙肝是由乙型肝炎病毒引起的以肝脏病变为主的一种传染病，以食欲减退、恶心、上腹部不适、肝区痛、乏力为主要表现。部分患者可有黄疸发热和肝大伴有肝功能损害。有些患者可慢性肝纤维化，甚至发展成肝硬化，少数可发展为肝癌。

2. 警惕乙肝的早期症状

　　（1）胃肠道症状

　　肝脏是重要的消化器官，其分泌的胆汁是消化食物所必需的。患肝炎期间，胆汁分泌减少，影响食物的消化和吸收，常发生食欲不振、恶心、厌食、上腹部不适、腹胀等。

　　（2）黄疸

　　肝脏是胆红素代谢的中心。血液中胆红素的浓度由胆红素的摄入、结合、分泌和排泄而增加。当血液中胆红素浓度增加时，胆红素从尿液中排出，使尿液颜色变深，是黄疸最早的表现。

　　（3）肝区疼痛

　　肝脏缺乏痛觉神经，一般的病理变化不会引起剧烈疼痛。然而，肝脏表面有

一层非常薄的膜，称肝包膜。疼痛神经分布在肝包膜上。当肝脏发炎肿胀时，肝包膜紧张，疼痛神经受到刺激。因此，一些患者可能会在右上腹和右四分之一肋骨出现不适和隐痛。

（4）肝脾大

因为炎症、充血、水肿、胆汁淤积，乙肝经常伴有肝大。如果是慢性炎症久治不愈，反复发作，肝内纤维结缔组织增生，肝脏质地变硬。晚期由于大量肝细胞破坏，纤维组织收缩，肝脏可缩小。急性肝炎或慢性肝炎早期，脾脏大多没有明显的肿大，以后可因脾脏网状内皮系统增生，以及门静脉高压、脾脏淤血，引起脾脏肿大，持续性进行性脾脏肿大多提示肝硬化。

（5）一般全身症状

乙肝患者经常觉得无力、体力透支，易疲惫，无精打采，可能是肝功能受到损害，进食量减少，食物消化吸收障碍，营养物质摄取不足。另外，可能是因为炎症。

3. 关于乙肝的认识误区

（1）会通过日常接触传染

乙肝主要是通过不安全的注射和各种不安全的血液或血液制品、没有保护的性传播和母婴传播。除了这几种途径之外，其他日常生活、学习、工作接触、同桌吃饭等不会传染乙肝。

且乙肝病毒不会经呼吸道、消化道传播，也没有发现乙肝病毒通过蚊子等吸血昆虫传播的证据。

因此，平时一起工作、一个宿舍休息、一个食堂吃饭，共用电脑、共用厕所，正常礼节的拥抱、握手等，一般不会感染乙肝。减少对乙肝的恐惧，消除乙肝歧视，树立科学的防病治病理念很有必要。

（2）母亲有乙肝，小孩一定会遗传

患乙肝的妈妈如果在生孩子的过程中没有经过有效阻断，很容易把乙肝病毒传染给孩子。但母婴传播这一途径已经能够得到有效阻断了，特别是乙肝疫苗和乙肝免疫球蛋白的临床应用，以及孕中期抗病毒药物的应用，使母婴传播的概率大大下降。

（3）乙肝没有症状就无须治疗

乙肝患者的症状各种各样，有的是不太典型的消化道症状，比如乏力、腹胀、不想吃饭等；有的没有任何症状，发现时已经是肝硬化或肝癌了。所以，一旦感染乙肝病毒一定要定期复查，并由专科医生分析如何治疗。

乙肝的药物治疗方法主要是抗病毒治疗。抗病毒药物包括干扰素和核苷（酸）类似物，可以预防慢性乙型肝炎进展为肝硬化和肝癌。

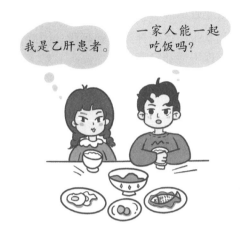

（4）吃什么补什么，吃肝可补肝

"吃脑补脑，吃肝补肝"并无科学根据。肝脏是最大的解毒器官，动物内脏有一部分毒素存在，故买回来后要进行浸泡。另外胆固醇含量比较高，不推荐多吃，正常人群，包括有肝病的人群，建议一周吃一次即可。

4.生活中，防治乙肝这样做

（1）接种乙肝疫苗

接种乙肝疫苗是最直接、最简便、最有效的预防方法。在我国，新生儿出生后是要常规接种乙肝疫苗的，可以在出生、1个月、6个月时接种。接种后3~5年，到医院复查乙肝五项检查。如果乙肝表面抗体滴度低，需要再接种一支疫苗。

（2）不能劳累过度

经常熬夜、饮食不规律、运动量少，容易出现肝功能异常。应当劳逸结合，保持规律生活，一般每天应保证6~8小时睡眠，不要熬夜。

（3）尽量不要喝酒

摄入酒精时，需要肝脏解毒。摄入酒量过多，肝脏无法及时解毒，正常的肝细胞可能会被破坏，发生酒精性肝炎甚至肝硬化。所以，爱喝酒的人要戒酒，尽量少喝酒。

（4）不能随便吃药

药物摄入体内时，也需要肝脏解毒。许多肝炎患者或乙肝病毒感染者往往求治心切，服用一些偏方、秘方，反而加重病情。确诊肝病时，一定要去正规医院专科就诊。

（5）须切断感染源

不要与乙肝患者共用牙刷、剃须刀等，皮肤或黏膜容易造成破损，感染病毒。不要吸毒，吸毒也是一种传染途径。避免接触他人的血液、体液及伤口，注意输血和用血安全。

三、胆囊炎——胆应春气，小心胆囊炎

32岁的罗先生是一名上班族，由于工作忙，基本上早餐和中餐都是胡乱凑合，有时甚至为了节省时间干脆不吃。近几个月，罗先生时不时就会腹痛，他以为是肚子饿发出的"讯号"，随便吃点东西塞塞肚子，并没有放在心上。然而几天后罗先生的肚子疼得越发厉害了，他以为是胃病犯了，吃了几颗胃药也不见好，只好捂着肚子来到医院求诊。经检查，居然是他怎么也没想到的胆囊炎。

专家提醒，进入春季，伴随着气温回暖，人体的新陈代谢也渐渐加速，肝胆的负担随之加重，各种肝胆疾病进入了高发期。如果长期不吃早饭，或者不按时进食，则会引起胆囊中胆汁的淤积，容易患上"胆囊炎"。

1. 什么是胆囊炎

胆囊炎，是急性胆囊炎和慢性胆囊炎的统称，是指由胆囊结石或其他原因引起的胆囊内发生急、慢性炎症反应的过程。是较常见的消化系统疾病，一旦急性起病，上腹痛症状剧烈，病情发展迅速，需要急诊就医；慢性胆囊炎常与胆囊结石长期并存，虽症状不严重，却影响生活质量。

胆囊感染主要是因为胆道梗阻、胆汁淤滞，而胆道结石是导致胆道梗阻的最主要原因，反复的胆囊感染和胆囊结石相互影响导致疾病恶化。

2. 有这些症状要注意

急性结石性胆囊炎常于夜间发作，开始时仅有上腹部胀痛不适，逐渐发展至阵发性绞痛；疼痛剧烈时会放射到右肩、肩胛和背部；饱餐、进食油腻食物常突然诱发；如果病情发展，疼痛会持续性、阵发性加剧；一般合并轻至中度发热，一旦出现寒颤高热，则表明病情非常严重；按压右上腹有疼痛，有的患者疼痛非常明显，整个腹部肌肉紧张、僵硬，按下去时疼痛，抬手起来更疼；常伴有恶心、呕吐、厌食、便秘等消化道症状；少数患者可出现轻重不一的黄疸，即皮肤、眼睛黄染，尿液黄色加深。急性非结石性胆囊炎的临床表现与急性结石性胆囊炎颇为相似。约有80%的患者有持续性右上腹疼痛和发热，以及一些非特异性的胃肠道症状如恶心、呕吐。部分患者亦可出现黄疸。并发胆囊坏疽者约占75%，进而发生胆囊穿孔及弥漫性腹膜炎者约占15%，此时，患者会有明显的墨菲征（胆囊触痛征）和腹膜炎体征。

慢性胆囊炎多在饱餐、进食油腻食物后出现上腹胀痛不适，腹痛程度因人而异，可能伴有恶心、呕吐等症状。因为胆囊结石导致的慢性胆囊炎常有胆源性消化不良，表现为嗳气、饭后饱胀、腹胀和恶心等症状。

3. 胆囊炎是如何形成的

胆囊主要作用是储存和浓缩由肝脏排出的胆汁，进食过程中刺激胆囊排出胆汁从而帮助小肠消化食物。成年人每天需要规律排出 800～1 200mL 胆汁，如果胆汁不能顺利排出，就会在胆囊中淤积，刺激胆囊壁，对胆囊壁造成损伤，如果长期胆汁淤积，胆汁在胆囊内浓缩会形成胆囊结石，胆囊结石在胆囊收缩的过程中也会对胆囊壁造成损伤，这种长期的损伤，便形成了胆囊炎症。

胆汁的分泌是有一定规律的，如果长期不吃早饭，或不按时进食，则会引起胆囊中胆汁的淤积。长期高脂、高胆固醇饮食、暴饮暴食、长期熬夜等，都对肝胆损伤极大，将导致胆汁分泌功能紊乱。

4. 胆囊炎的治疗方法

胆囊切除术、部分胆囊切除术、胆囊造口、超声引导经皮经肝胆囊穿刺置管引流术（percutaneous transhepatic gallbladder drainage，PTGD），此方法可降低胆囊内压，待急性期过去再择期行手术。PTGD 适用于病情危重又不宜进行手术的化脓性胆囊炎患者。此外，传统中药在慢性胆囊炎治疗方面有悠久历史，可辨证施治，并配合中医其他治疗，如针灸、耳穴疗法、药物贴敷等。

5. 如何预防胆囊炎

（1）首先是减重需缓慢

不要让体重下降过快，将减重的目标定在一周减 0.5～1.0kg 比较适宜。当然，将体重维持在健康的范围内将带来更多的益处，超重也会增加患病的风险。

（2）健康饮食

健康饮食包括营养均衡、不过饱，避免进食过于油腻的食物，多吃水果、蔬菜、粗粮等。

（3）一日三餐要规律

早餐尽量在八点前吃，一日三餐一定要按时进食，不规律的饮食会刺激胆囊不规律收缩，从而引起胆汁代谢紊乱。

（4）控制脂肪、胆固醇摄入量

胆固醇在体内排泄的途径主要是在肝脏中转化为胆汁酸，随着胆汁排入肠道，帮助消化。如果摄入胆固醇超过肝脏的转化能力，那胆汁内胆固醇含量则升高，长此以往会形成胆固醇结石，极易引起慢性胆囊炎。

（5）规律作息、适度运动，不熬夜

中医认为，肝的排毒时间是 23—1 时。胆的排毒时间是凌晨 1—3 时。在此时间段如果没有熟睡，会使肝胆受损，影响肝胆的正常生理功能，所以尽可能不要熬夜。

6. 胆囊炎的饮食禁忌

胆囊炎是一种较常见的消化系统疾病。患者日常生活中需要避免进食刺激性强（如蒜薹、洋葱、茴香等）、胆固醇高（如黄油、鸡蛋黄、鸭蛋、鹅蛋等）、脂肪含量大（如肥肉、核桃、腰果等）的食物。平时不要饮用烈酒、浓茶、咖啡等。如有不适应积极就医咨询。医生会根据具体情况，制订恰当的治疗方案，同时给予合理的饮食建议。

四、胆结石——盲目减肥，会导致胆结石吗

42 岁的刘女士，从小就喜欢吃肉，平时爱吃炸鸡、薯条等油腻食物，身高 1.6m 的她体重达到 75kg。近年来，刘女士为了减肥，晚上从不好好吃饭，却又零食不离口。明知这种饮食习惯并不健康，刘女士却是"习惯成自然"，并没有在意。就在前几天，她突然觉得上腹部疼得吃不下饭，家人还以为她是东西吃得太杂把肠胃弄坏了，到医院一检查，电子计算机断层扫描（computed tomography，CT）结果显示她患上了胆结石。

1. 什么是胆结石

胆囊和胆管统称为胆道系统，在胆道系统内形成结石被称为胆结石。胆结石（gall stone）又称胆石症，是指胆囊和 / 或胆管产生结石的一种疾病，属于消化系统的一种常见病，多发于肥胖（fat）、多产（fertile）、40 岁（forty）女性，简称"3F"女性。

结石顾名思义，硬如石头，结石反复刺激可引起炎症及胆道梗阻，从而出现腹痛、发热、黄疸、呕吐等症状，严重者还可出现感染性休克，危及生命。

2. 为什么不吃早餐易患胆结石

胆囊的主要作用是存储和浓缩由肝脏分泌出的胆汁，成年人每天分泌的胆汁量为 800 ~ 1 200mL。晚上如果没有进食，分泌出来的胆汁经肝管转入胆囊内浓缩和储存；进食时，胆囊会参与消化活动：胆囊先收缩、排泄胆汁，再依次进入胆总管、肠道中，充当协作的角色，帮助消化与吸收。

经常不吃早餐，胆囊里的浓缩胆汁排不出去，淤积在胆囊中，导致胆汁中的胆固醇过于饱和，进而引起胆固醇沉积，逐渐形成胆结石。

胆囊里有了结石，若没有及时治疗和控制，一旦结石阻塞胆囊管后，会引起更为严重的症状，如胆囊肿大，坏疽穿孔，压迫肝总管或胆总管导致 Mirizzi 综合征等病症。而且还会大大增加被细菌感染的风险，一旦出现感染的现象，将会导致胆囊炎的发生。按时吃早餐，胆囊会进行收缩将胆汁排出，因此，无论再忙也要记得吃早餐。

3.这些因素，会让胆结石盯上你

（1）体质肥胖、不规律进食

肥胖人群往往喜爱高脂肪、高糖、高胆固醇的食物，如烧烤、动物内脏、蟹黄等。当饮食中的油脂或胆固醇过高时，便会增加胆结石的患病概率。体重超过正常体重标准 15% 的人，胆结石的发病率比正常人高 5 倍。

（2）年龄

年龄是胆结石不可抗的诱因，40 岁之后一般是发病高峰期。

（3）性别

女性发病率是男性的两倍，这与内分泌代谢有关。女性雌激素会影响胆囊排空，胆汁淤滞促进结石形成，女性多次妊娠、雌孕激素水平、营养代谢都会影响胆汁成分，诱发胆结石。绝经后服用雌激素的女性，胆结石发病率会明显增高。

（4）喜静少动

运动和体力劳动较少，久而久之，胆囊肌的收缩力就会下降，胆汁排空延迟，容易造成胆汁淤积、胆固醇结晶析出。

（5）遗传因素

遗传因素会增加胆结石的危险性。临床发现，胆固醇胆石症患者在近亲患者中经常产生。

（6）情志因素

若是长期处于郁郁寡欢、唉声叹气的状态，中医学上称为"肝气不疏"，亦易造成胆结石。

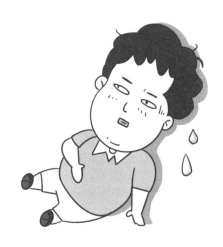

4.胆结石和胃病，别搞混

胆结石会有哪些症状呢？首先是恶心呕吐感、厌恶油腻食物、可能出现黄疸、右上腹胀痛，并放射到右肩、背部等。这种疼痛被称作"胆绞痛"，通常发生在饭后，还伴随着饱腹胀气、嗳气、呃逆、口苦等。正因为这样的症状，很多人容易将它误诊为"胃病"。

疼痛感是很难区分胆结石和胃病的，不过，通过做二维超声检查（以下简称B超）可以准确区分出它们，因为B超能发现结石的大小、移动等情况。因此，每年的定期体检很有必要，是预防并发现胆结石的重要手段。

5.胆结石，一定要手术吗

临床上经常会遇到胆囊结石患者，对胆囊该不该切这个问题非常迷茫。研究指出，有症状的胆囊结石，不论单发结石或多发结石，均建议行胆囊切除术；无症状的情况，一般直径在3cm以上的结石，较难通过药物溶解消除，多数需要手术取出。

此外，中医治疗胆结石具有高效、低毒、多靶点、多途径、多层次整合发挥作用的优势。例如养肝柔肝的中药中含有白芷、枸杞子、何首乌、陈皮、炙甘草等药物。此类中药可增强胆道的运动功能，大大降低胆结石形成的概率。而治疗胆结石的某些中药含有金钱草、大黄、青皮、木香、海藻等药材，能够降低血清胆固醇水平，维持胆固醇和胆红素等代谢正常化，减少结石的生成概率等。

6.如何防治胆结石

日常生活中，大家要积极调整生活习惯，防治胆结石。首先，要控制体重、合理饮食、一日三餐要有规律；其次，生活起居方面应规律健康作息，保持平和心态，切忌恼怒忧郁，注意保暖避寒，勤饮水多锻炼，避免滥用药物；最后，每年定期体检，尽早发现，尽早治疗。

五、"网球肘"——"网球肘"并非网球手专利，多类人群高发

38岁的刘女士是一位刚生完二胎的全职妈妈，天天忙于照顾孩子和各种家务的她，常常累得不想说话。近半年来，刘女士常常感到肘部外侧有疼痛和灼热感，抓东西使不上劲。因家务繁重脱不开身，刘女士一拖再拖，疼痛也从轻微到越来越重，连拧毛巾、扫地等日常活动时也感到困难。刘女士这才慌了神，赶紧请妈妈来家里照顾孩子，自己抽时间去医院检查。当骨科医生告诉她这是患上了"网球肘"后，刘女士纳闷不已：从来不打网球也没有运动习惯的自己怎么会得这个病呢？

1. 什么是"网球肘"

"网球肘"又称肱骨外上髁炎，是因外伤、慢性劳损导致的前臂部分肌肉与肱骨外上髁连接处的无菌性疾病，其实质是肌腱组织的退行性改变。1883年，温布尔登网球赛的参赛选手中经常出现此类疾病，因此将之命名为"网球肘"。

但这个病并不是只有打网球的人才会得，之所以称"网球肘"，是因为此病常见于许多网球运动者。近年来，随着科技信息化和电子产品的普及，患者发病年龄逐渐年轻化，发病率逐年上升，易反复发作，严重影响身心健康。

"网球肘"一般好发于30~50岁的人群，多见于从事前臂及腕部活动强度较大的职业群体，如运动员、厨师、木匠、家庭主妇等。

2. "网球肘"的病因

"网球肘"本质是一种慢性损伤性炎症，多因长期、反复用力活动腕部，或因前臂过度旋前或旋后，引发肱骨外上髁处慢性损伤。中医角度而言，则因长期劳累导致肘部损伤气血、脉络空虚，肘关节积聚寒湿之邪，或筋脉损伤、瘀血内停、筋经络脉失和而致。

3. 怎样诊断"网球肘"

（1）看症状

局部疼痛：肘部外侧疼痛、灼热，握力减弱，个别患者活动前臂时会有肘关节弹响。活动受限：疼痛从轻微开始，逐渐加重，部分患者用力握拳、伸腕时可

因疼痛而无法持物。严重者拧毛巾、扫地等日常活动时也会感到困难。

（2）体格检查

触诊外上髁前面有局部压痛。被动伸展腕关节时、伸展肘关节和前臂俯卧时疼痛。腕关节背伸、伸展肘关节和前臂俯卧时有疼痛所引起的抵抗。

（3）影像学检查

X 射线诊断检查、磁共振成像（magnetic resonance imaging，MRI）等，结合症状、体征、影像学检查即可明确诊断。

4. 如何预防"网球肘"

平时稍加注意，完全可以对"网球肘"防患未然。譬如，运动前充分热身，动作尽量规范，工作和生活中应避免手部与手臂长时间、固定化地重复及疲劳活动等。

进行网球、乒乓球等运动项目时注意动作的正确性和规范性。运动前的热身和运动后的拉伸非常重要。另外要减少提重物、绞毛巾、拖地等家务活动。可使用护肘等护具进行肘关节保护，增加关节稳定性。

限制以用力握拳、伸腕为主要动作的腕关节活动是治疗和预防复发的关键。长期频繁打网球、乒乓球和高尔夫球等是导致网球肘的常见病因，为减少患处受损，应减少活动。

避免外伤和过度劳累：从事体力劳动者和不正确的手部发力会导致患处损伤加重，外伤更不利于病灶康复。体力活动较少的人，应注意避免突然肘部过度活动。

5. 得了"网球肘"，怎么办

得了"网球肘"，不必"如临大敌"。它是一种自限性疾病，一般情况下不需要"大动干戈"求医问药，及时进行"休养生息"和一定的"自我治疗"，常常就可以从容应对。

首先，当然要暂停及减弱前臂、腕、指主动用力的背伸活动，减少运动量，避免反手击球、使劲拧干毛巾衣服等旋转类活动。必要时，可以在肘部用弹性绷带包扎，以减少伸肌腱起始部骨附着区的牵张应力。

同时，可进行局部热敷，用 38 ℃左右的热毛巾热敷肘部，或者多来几次热水泡澡或淋浴，对肘部予以"重点照顾"。充分休息一到两周，"网球肘"的症状就会明显缓解。如果超过 2 周症状没有明显缓解甚至加重的，那就需要上医院了。此外，"网球肘"的患者应多摄入优质蛋白质，合理搭配营养元素，忌食辛辣刺激食物，多食少盐的食物。因为过咸会增加钙元素的流失，影响骨骼修复，同时可多进食富含维生素 B 的食物。

6. "网球肘"的治疗方法有哪些

"网球肘"的治疗方法分为中医治疗和西医治疗。

（1）中医治疗

内治：多选用活血祛瘀，宣痹散寒，温经通络的方药。

外治：针刺、针刀、推拿、穴位贴敷、穴位注射、中药热罨包热敷等。

（2）西医治疗

日常生活方式干预：从生物力学方面去除诱发本病的高危因素。

封闭疗法：作用于局部，有消炎止痛的作用。

体外冲击波疗法。

非甾体抗炎药物止痛。

对于顽固性"网球肘"的患者采取手术治疗，可取得满意疗效。

六、干眼症——眼睛干涩就滴眼药水？小心干眼症

春季阴雨连绵，73岁的杜爷爷出门不方便了，只好每天呆在家里，用手机看电视剧打发时间，有时候一天看十几集，简直到了废寝忘食的程度。杜爷爷一边调侃自己成了"追剧达人"，一边却越来越觉得眼睛经常干涩疼痛、畏光等，滴眼药水也不管用。用手机上网不方便了，杜爷爷心烦不已。来到医院进一步问诊检查后，杜爷爷被诊断患上了因睑板腺功能障碍、泪液分泌不足、蒸发过多导致的混合型干眼症。

1. 什么是干眼症

干眼症又称干燥性角结膜炎，是指各种原因引起的泪液质和量异常或动力学异常导致的泪膜稳定性下降，并伴眼部不适，导致眼表组织病变为特征的疾病。"干眼症"的症状包括：眼睛干涩，灼痛感，眼屎干；眼酸、眼痒、怕光和视力减退等。其他症状还有头痛、烦躁、疲劳、注意力难以集中，严重时会发生角膜软化、角膜溃疡甚至穿孔，形成角膜薄翳或者斑翳等。

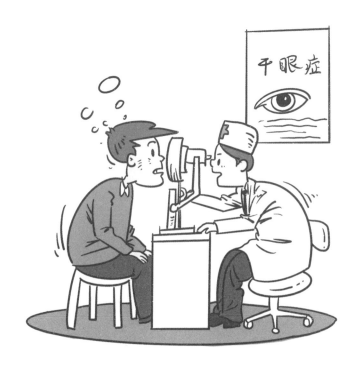

2. 自查：你是否患有干眼症

医生提醒，有以下症状要警惕干眼症的发生，如果您在日常生活中眼部感觉异常，如对气流敏感，在室内要比在室外眼睛舒服得多；注意力集中且瞬目频率降低时，眼睛感觉不舒服；夜间或清晨醒来时眼干燥感严重；在烟雾环境中眼睛特别不舒服等，或者眼睛特别容易疲劳，眼内持续有异物、烧灼感等。

3. 干眼症常见的原因

一是泪液缺乏型，泪腺分泌的泪液比较少，缺水会导致"欲哭无泪"；二是蒸发过强型，由于脂质层分泌太少，泪膜脂质缺乏，锁不住眼睛表面的水分，导致泪液蒸发过多。尽管目前干眼症没有明确的病因，但衰老、空气污染、光污染、气候干燥等客观条件，长时间使用电子产品、不恰当使用眼药水、长时间佩戴隐形眼镜、各类眼妆造成睑板腺开口阻塞等主观因素，"干燥综合征，糖尿病，甲状腺功能异常，变应性结膜炎，睑板腺功能障碍，角膜屈光手术"，这三个方面都是常见的干眼症诱因，且主观因素会导致干眼症的加重。

由于高龄、睡眠不足，精神紧张等生理原因，引起泪液质量下降；服用某些降压药、精神安定剂、避孕药、长期使用抗生素，或服用马来酸氯苯那敏片（扑尔敏）及普萘洛尔（心得安）等对泪膜产生影响的药物，或眼药水中的防腐剂引起泪液分泌减少；长期处于干燥环境中，大气污染，紫外线等引起泪液的蒸发增加，泪液分泌减少；长时间从事计算机操作，汽车驾驶，玩电游，读书及其他精细作业，瞬目次数减少，引起泪液的蒸发增加；变应性结膜炎，沙眼，结缔组织病变引起泪膜不稳定，泪液的蒸发过快或泪腺被大量淋巴细胞浸润不分泌泪液等。

4. 滴眼药水并非万能法宝

许多人眼睛不适时第一反应都是滴几滴眼药水再说，但眼药水的使用是需要医生指导的，未经看诊自行、长期用药，会导致泪液成分、眼内环境的改变，加重干眼症状甚至有可能导致青光眼。如果觉得眼睛不舒服，出现干涩、疲劳、痒痛、怕风、畏光等，应第一时间去正规医院眼科检查，及早确认疾病类型，遵医嘱用药或治疗，切勿自己盲目用药。

5. 如何防治干眼症

正确使用眼药水：市面上大多眼药水有防腐剂，部分网红眼药水中含有 α 受体激动药，长期盲目使用不但会产生依赖，更可能加重干眼症。要先找准原因，对症下药。如果是泪液分泌不足，就用单纯补充泪液的眼药水；如果有炎症，就用有消炎功能的眼药水。

如果需长期使用（如干眼症），不能用带防腐剂的眼药水，家庭中可常备人工泪液，但使用时需注意控制好用量，每天使用 4 次左右即可，不可过量使用。

注意用眼卫生：不当的用眼习惯会导致睑板腺功能障碍，而这是蒸发过强型干眼的主要原因。因此应勤洗手、勿揉眼，眼部分泌物较多时注意清洁。长期化眼妆者如有眼睛干涩不适应及时停用化妆品。长期佩戴隐形眼镜者应保持镜片清洁并减少戴镜时间。

多眨眼，注意眼部休息：正常不自主地眨眼，可以使泪液均匀涂布结膜、角膜表面，眼角膜、结膜保持湿润。眨眼时上下眼睑闭合完整，促进睑板腺分泌。长期面对电脑、读书、驾车人群，可以有意识地多眨眼，应特别注意眼部休息，连续用眼 20 分钟后，向远处眺望 20 秒。此外，电脑屏幕适当低于视线水平，也可一定程度上改善症状。

改善生活与工作环境：长期在空调环境内工作、经常使用电脑或夜间驾车等，可通过加湿器增加环境湿度或佩戴湿房镜，预防干眼的发生。

同时，尽量吃清淡的食物，避免熬夜、避免吸烟饮酒，别吃咸、酸、辣等刺激性食物，选择多汁，多种维生素的新鲜水果和蔬菜；注意控制使用电子产品的时间等，适度按摩眼部，看手机超过 40 分钟，要闭目养神 10 分钟，或用搓热的手心热敷眼部 4~5 次。严重眼部干燥不适者应及时就医。

工作时应使眼睛距电脑 60cm 以上，并调整姿势使视线尽可能保持向下约30°；眼局部按摩或中药眼部熏蒸，或穴位贴敷法，中医辨证论治或药物离子导入治疗等，可增加眼部血液循环，改善眼部营养，增加泪液分泌，防止泪液蒸发过度。同时，适当饮用绿茶，也有一定效果。

6. 中医药治疗干眼症优势独具

根据中医学理论，干眼症属于"白涩证"和"神水将枯"的范畴，临床多为虚证，阴虚、气阴虚体质患者较多。传统中医药治疗此症有独特的优势。服用滋阴生津、益气养阴的中药，可以缓解干涩症状、减轻眼疲劳、恢复视功能；传统针刺可以疏通经络、促进腺体分泌，缓解眼干症状；中药熏眼等外治法配合理疗，可修复受损的角膜上皮、缓解眼干及畏光等症状。

七、青少年近视——警惕，这六个习惯提示孩子视力异常

15 岁的龙龙（化名）是初三学生。原本就近视 500° 的他，过完一个寒假发现戴眼镜也看不清远处的事物，上课时也越来越看不清黑板。回家和父母一说，焦急的妈妈马上带龙龙上医院检查视力。不查不知道，一查吓一跳，短短一个寒假过去，龙龙的视力下降特别明显，近视度数骤然增加了 200°，已经变成高度近视。"医生，孩子才初中就视力这么差今后怎么办呀？有什么延缓近视发展的办法吗？"龙龙妈迫不及待地问医生。

1. 近视可致盲，不容忽"视"

近视是我国乃至全世界最高发的眼病，是一种最常见的屈光不正，世界卫生组织（WHO）已将它列入亟待解决的可致盲性眼病之一。近年来，电子产品的普及也使近视呈低龄化趋势，儿童青少年近视率的增加让越来越多的家长焦虑不已，却是缘木求鱼，不得其法。下列这些误区，请对号入座。

2. 关于孩子近视的几个误区

（1）孩子上学后，才需要查视力

很多家长认为孩子上小学后，才需要检查视力。其实 3 岁以后，儿童在学习认视力表后绝大多数都能够配合测视力，建议每 3 个月到半年进行一次视力筛查，学校或家长可自购标准视力表挂墙上在 5m 远处让孩子识别。如果发现孩子斜着看、歪头看、眯眼看、揉眼看或很近看电视和书时，就要警惕视力有问题了。

（2）孩子还小，度数不高＝假性近视

假性近视是指近距离用眼过度，眼睛的睫状肌调节紧张所导致的暂时性视力下降，经过休息或应用睫状肌麻痹剂滴眼后，视力能恢复正常。但在常规医院检查中，已经散瞳验光，如果检查出近视度数，就不再是假性近视，即使孩子年龄小，度数小，也已不是假性近视。

（3）眼镜看远戴，看近不戴

近视眼在不戴眼镜的情况下，眼睛的焦距就在近处，眼睛可以偷懒不用调节就能看清，但是长期偷懒，眼睛的调节功能就会下降，并且还会影响到眼睛内聚的能力，正常状态下，看近时双眼会向内一定程度的对眼，这就是内聚功能。除

医生有特殊交代的情况可以不戴眼镜外，建议近视的孩子看远看近均佩戴眼镜。

（4）越戴眼镜，近视加深越快

我们无法使发育的眼睛逆生长，所以，近视加深并不是因为佩戴眼镜。而且，不戴眼镜会加重眼睛的负担，可能进一步刺激近视度数增加。因此，要佩戴合适度数的眼镜矫正视力。随着眼轴增长，近视度数增加，要及时更换合适的眼镜，建议每半年进行一次验光检查。

（5）激光手术，根治近视

大众可能神化了激光近视手术的效果：首先，它并不能包治所有近视，超过一定度数的高度近视无法进行角膜激光手术，可能要考虑选择其他治疗方法，例如有晶状体眼人工晶体植入手术。其次，并不是所有度数适合的患者都能做激光近视手术，必须通过角膜、眼表等一系列术前检查才行。

（6）没时间户外，全靠"OK镜和药物"

国内外研究数据都证实了，近视防控"三板斧"——角膜塑形镜（OK镜）、低浓度阿托品眼药水以及户外光照2小时/d——是确切有效的。但现在孩子学习任务重，无法保证充足的户外时间，因此很多家长将防控近视依赖于OK镜和低浓度阿托品眼药水。其实，这两样也不是每个孩子都适用的，需要进行角膜形态、眼表状态、调节功能的检查，通过检查后才能在医生的指导下使用。

3.孩子患上近视该怎么办

到正规医院就诊，科学综合验光，明确近视的性质及近视程度；在医生的指导下，选择适合孩子的治疗和矫治方式。根据孩子的作息时间、近视程度等，考虑是选择中医综合"六位一体化"治疗，还是佩戴框架眼镜或角膜塑形镜等；避免对近视认识的误区与配镜误区，与孩子共同参与近视防控，多陪孩子户外活动、不玩电游、少看视频，多望远少看近等；注意孩子的营养，不偏食，保证孩子的充足睡眠；注意孩子的用眼卫生，减少不必要的阅读和课外作业等。

4.中医如何防控近视

（1）中医辨证论治

根据儿童体质及舌脉表现，进行中医辨证论治，临床上通常分为3种证型：心阳不足证、气血不足证、肝肾两亏证。分别选用定志丸、当归补血汤、杞菊地黄丸加减治疗。

（2）中医穴位按摩治疗

选择眼周及头部的穴位用指压法按摩，以疏通眼部气血，放松眼部肌肉，改善视力。

（3）耳穴压豆治疗

在耳郭上选择相应的穴位，将压豆埋压在耳部穴位，并进行适当捏压，刺激经络、疏通气血，改善视力。

（4）中药熏蒸治疗

选用清肝养血明目的中药进行眼部熏疗，以改善局部血液循环，增加局部营养，提高视力。

（5）针刺

以眼周及头面部的穴位为主穴、四肢部的穴位为配穴进行针刺，以疏通眼部气血，放松眼部平滑肌，改善眼部调节，改善视力。

（6）视功能训练加上中药药膏眼部穴位贴敷治疗

以养血和血，调节体质，放松眼外肌、改善睫状肌的调节功能。

坚持经过以上的中医综合治疗，配合局部滴眼药，轻度及假性近视可恢复正常视力，中高度近视可延缓发展。

八、肩周炎——肩周炎如何预防、锻炼和治疗

45 岁的王女士长期坐在电脑前工作，肩膀得不到有效运动伸展。"你动它就痛，不动它也痛，变天它更痛，遇冷没法动"，妥妥的肩周炎的表现。起初只是阵发性疼痛，但忙于工作的她没放在心上，以为只是不小心拉伤。最近半年，她的左肩疼得厉害，并向颈部和肘部扩散，肩关节活动受限，夜间睡觉时常痛醒，吃饭、写字、穿衣和梳头都感到困难。最近在医院被诊断为肩周炎。如果王女士肩痛之初引起重视，及时放松、加强锻炼、配合治疗，很可能就能避免。

1. 什么是肩周炎

肩周炎即肩关节周围炎，是一种以肩痛、肩关节活动障碍为主要特征的筋伤，是一种慢性、自限性疾病，严重影响生活质量。其种类较多，因睡眠时肩部受凉引起的称"漏肩风"或"露肩风"；因肩部活动明显受限，形同冻结而称"冻结肩"；因该病多发于 50 岁左右患者又称"五十肩""肩凝风""肩凝症"。主要病理变化为肩关节囊的挛缩或关节外肌腱、韧带的广泛粘连、关节囊明显增厚，滑膜充血水肿，关节腔容量减小，致使肩关节活动发生障碍。

中医一般认为本病与下列因素有关：年过五旬，肝肾渐衰、气血亏虚、筋肉失于濡养、局部组织退变，常常是其发病基础。加之肩部外伤劳损、外感风寒湿邪或因伤长期制动，易致肩部筋脉不通，气血凝滞，是诱发本病的常见因素。外伤劳损为其外因，气血虚弱、血不荣筋为其内因。

西医学多认为与自身免疫异常有关，因 50 岁左右是人类更年期阶段，此阶段性激素水平急剧下降，神经、内分泌及免疫功能失调，致使肩袖及肱二头肌长头肌腱磨损部位出现免疫反应，并逐渐导致弥漫性关节囊炎。另外，肩周炎发病与甲状腺功能亢进症、冠心病、颈椎病等有关，且与糖尿病在发病上有高度相关性。

2. 肩膀疼就是肩周炎吗

肩袖损伤和肩周炎的区别主要在以下两方面。

（1）病因不同

肩袖损伤多因肩袖结构退变、创伤等因素引起；肩周炎的病因目前认为主要是慢性劳损、受凉、激素改变等。

（2）临床表现不同

肩袖损伤常有较为固定的痛点和疼痛弧，肩关节在某一特定方向的主动活动受限，主动活动时疼痛加重，被动活动时不会产生明显的疼痛加重且多能达到正常；肩周炎则疼痛范围较广泛，多无固定痛点，主动和被动活动均会产生疼痛且多个方向的运动都存在活动受限。临床结合病史体格检查及影像学诊断，可以明确区分两者。

3. 肩周炎如何预防、锻炼和治疗

（1）保暖防寒，调整姿势

为了预防肩周炎，应重视保暖防寒，勿使肩部受凉。如果工作离不开电脑，也要每小时休息 5 ~ 10 分钟，活动一下颈肩部和手腕。日常生活中，要注意保持正确姿势，避免长时间低头，电脑桌上键盘和鼠标的高度，应当稍低于坐姿时肘部的高度，最大限度地降低操作电脑时对腰背、颈部肌肉和手部肌肉腱鞘等部位的损伤。

（2）练功活动

练功疗法是治疗过程中不可缺少的重要步骤，应鼓励患者做上肢外展、上举、内旋外旋、前屈后伸、环转等运动，如以下运动。

1）甩手锻炼。两脚分开站立，先用手揉擦肩部，使局部肌肉松弛，然后甩动手臂，先前后，后左右，甩动幅度由小到大（与身体成30° ~ 90° ），速度由慢到快（每分钟30 ~ 60次），每次1 ~ 5分钟。

2）画圆圈运动。两臂由前向后，由后向前，呈顺时针或逆时针画圆圈，幅度由小到大，达到最大限度为止，每次500 ~ 1 000下。

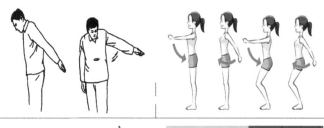

甩手锻炼　　　　　　　　　　　　　　　　　　　　画圆圈运动

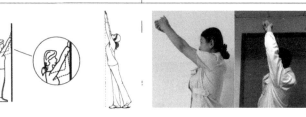

爬墙锻炼　　　　　　　　　　　　　　　　　　　　冲天炮

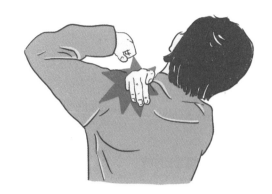

3）爬墙锻炼。患侧手指接触墙壁，手向上移至最高点，然后放下来，反复10～12次。

4）"冲天炮"做法。立位或坐位均可，两手互握拳，先放在头顶上，然后逐渐伸直两臂使两手向头顶上方伸展，直到最大限度，每次30～50下。

（3）理筋治疗

患者端坐位、侧卧位或仰卧位，术者主要是先运用㨰法、揉法、拿捏法作用于肩前、肩后和肩外侧，用右手的拇指、示指、中指三指对握三角肌束，做垂直于肌纤维走行方向的拨法，再拨动痛点附近的冈上肌、胸肌以充分放松肌肉；然后术者左手扶住肩部，右手握患手，做牵拉、抖动和旋转活动；最后帮助患肢做外展、内收、前屈、后伸等动作，解除肌腱粘连，帮助功能活动恢复。手法治疗时，会引起不同程度的疼痛，要注意用力适度，切忌简单粗暴，以患者能忍受为度，隔日治疗1次，10次为1个疗程。

（4）中医辨证施治

风寒湿阻型治宜祛风散寒，舒筋通络，可内服独活寄生汤或三痹汤等；瘀滞型治宜活血化瘀、行气止痛，方用身痛逐瘀汤加减；气血亏虚型治宜益气养血，舒筋通络，可用当归鸡血藤汤加减。急性期疼痛、触痛敏感，肩关节活动障碍者，可选用海桐皮汤热敷熏洗或寒痛乐热熨，外贴伤湿止痛膏等。

（5）针灸治疗

取肩髃、肩髎、臂臑、巨骨、曲池等穴，并可"以痛为腧"取穴，常用泻法，或结合灸法，每天1次。

九、腱鞘囊肿——会痛的"珍珠"，可能是腱鞘囊肿

小陈手腕上长了一个黄豆大的包块，摁起来比较坚韧，偶尔有些疼痛和麻木感，但不影响关节活动。骨科医生诊断为"腱鞘囊肿"，说可以压破。随即，只见医生两拇指往凸起部位用力一压，囊肿就神奇地消失了。这让原本害怕疼痛而紧张不已的小陈瞬时放松下来了：没有手术也没有麻醉，囊肿竟然这么快就消失了，简直不可思议。

小陈问医生，这样算是根治了吗？医生回答道："只要囊肿里面的液体流出，囊肿就可以消失，但是比较容易复发，平时要注意养成良好的用手习惯。"

那么什么是腱鞘囊肿呢？我们又该如何防治腱鞘囊肿呢？

1. 腱鞘囊肿是什么

腱鞘囊肿是发生于关节或腱鞘的一种良性疾病，在临床比较多见，中医将其归为"筋瘤"的范畴，多由劳损所致。它是手部常见的疾病，又称会痛的"珍珠"。关于这颗"珍珠"，可不像是真正的珍珠，腱鞘是套长在肌腱表面的鞘管，常"生长"在活动度较大，或肌腱走行方向需要改变的部位（如腕、踝、手指和足趾等）。

腱鞘由外层的腱纤维鞘和内层的腱滑膜鞘组成，两层间有一空腔，内含腱鞘滑液。腱鞘囊肿可发生于所有年龄段，10~40岁最常见，女性及糖尿病患者好发，起病缓慢，发病部位一般为一圆形肿块，直径一般不超过 2cm，囊内含有无色透明或橙色、淡黄色的浓稠黏液，囊壁为致密硬韧的纤维结缔组织，囊肿以单房性多见，有轻微酸痛感，严重时会造成一定的功能障碍。

2. 腱鞘囊肿能揉吗

适当揉按能使囊液散至皮下软组织中，促进局部自行吸收，从而达到消除囊肿的目的。但单靠揉压完全消除囊肿的可能性并不大，因为囊肿囊壁仍存于其中，后期仍存在复发的可能。因而对于腱鞘囊肿的治疗，一般需要其他疗法来辅助按摩治疗。比如针灸配合揉法治疗。

先通过针刺将囊肿四周的囊壁刺穿，而后再对患处进行揉按。两种疗法配合的治疗效果会远远高于揉按疗法。针刺能调气血、通经络、活血化瘀、去淤消肿，而揉法能消散肿胀，调和气血，还能缓解针刺后的疼痛不适。

3. 有腱鞘囊肿应注意什么

腱鞘囊肿好发于手腕部位，与手部的过度活动以及姿势问题密不可分。因而对于患处的活动应严加控制，避免患肢过劳，定时放松手腕关节，以促进关节腔内的滑液平衡，亦有利于防治腱鞘囊肿。

日常饮食上应避免辛辣刺激性食物的摄入，以免刺激患处。同时多摄入一些新鲜蔬菜、水果以及优质蛋白质，有利于病情康复。

疾病缓解期可以适当做一些温和的手部运动，有利于缓解疼痛。比如简单的旋转手腕活动，转动手腕约 2 分钟，有利于活动腕部肌肉，促进血液循环，并消除手腕弯曲的不当姿势。

4. 腱鞘囊肿该如何治疗

腱鞘囊肿的治疗以手法治疗为主，同时配合药物、针刺，必要时可手术切除。

（1）理筋手法

少数囊肿可以自行消失，但是时间较长；对于发病时间短，囊壁较薄，囊性感明显者，可选择按压法挤破囊肿，挤破后再行局部按摩，让囊内液体流出，充分散于皮下。

（2）针刺治疗

对于囊壁较厚，压之不破者，可行针刺治疗。消毒后，将三棱针垂直刺入，再在肿块四周挤压，将囊内液体挤出，最后用敷料加压包扎。亦可用注射器针头抽取囊内液体后，在囊内注入局部封闭用的药物＋局部麻醉药物的混合液。

（3）手术治疗

对于部分反复发作或者囊肿较大且痛感剧烈者，可以选择手术切除，仔细分离并完整切除囊壁，术毕加压包扎伤口。

5. 如何预防腱鞘囊肿

腱鞘囊肿好发于上班族、长期做剧烈运动的人、长期玩游戏的孩子及家庭主妇等。现代科技发展日新月异，越来越多的人整日坐在电脑前，手握鼠标时间过长或姿势不正确，易导致手关节滑膜腔的损伤，从而引发腱鞘囊肿；长期的剧烈运动导致腕踝关节劳损或受伤也容易诱发腱鞘囊肿，长期做家务劳动的妇女以及带孩子的妈妈维持一种抱孩子的姿势太久也容易导致腕关节损伤而出现腱鞘囊肿。

因此，这类人群应注意长时间用手后休息 5～10 分钟，注意姿势的正确，运动前做好热身，运动过程中尽量佩戴好护具，同时配合热敷、转动手腕或做局部按摩以促进血液循环，冬天应做好相关保暖措施，尽量避免接触冷水，同时也可以适当配合以下关节伸展运动进行保养。

（1）握拳头

首先将五指完全伸展开，接着缓缓将手指弯曲握拳，拇指外面不要攥紧拳头，用力应当温柔，再将手指缓慢伸开，重复上述步骤 5~10 次。

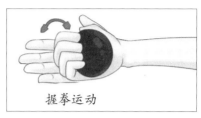

握拳运动

（2）指尖触摸运动

用拇指指尖触碰每个手指的指尖，触碰一个手指，然后张开手指触碰下一个手指，尽量保持其他手指保持笔直向上，重复 8~12 次，然后换手进行。

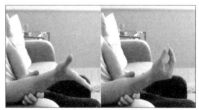

（3）手指拉伸

手指张开，弯曲指尖，保持 30~60 秒，然后放松张开，每只手重复 10 次。这种简单的伸展运动可以帮助肌腱平稳运动。

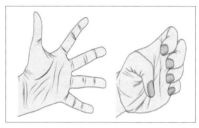

（4）腕拉伸

将两只胳膊向前伸直，再向下弯曲腕部，指尖向下，掌心面向人体。另一只手按压掌背，保持这个姿势 10 秒，重复 10 次为一组，两只胳膊共 2 组 20 次。

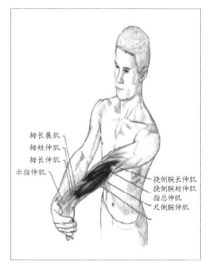

拇长展肌
拇短伸肌
拇长伸肌
示指伸肌

桡侧腕长伸肌
桡侧腕短伸肌
指总伸肌
尺侧腕伸肌

十、踝关节扭伤——脚崴了怎么办？这四步要记住

一天上午，小刘同学一瘸一拐地被同学扶到了骨科诊室，满脸愁容告诉医生："这两天学校举办运动会，我在跑 1 500m 时不小心把脚崴了，当时痛感还可以忍受，就把剩下的路程跑完了，没做其他处理，担心脚踝肿就擦了点活络油揉了一下，今天一早起床后，脚踝已经肿得厉害了，这可怎么办呀？"医生说："同学，你的处理方法不对啊。"那么，当我们不小心扭伤了踝关节该如何正确处理呢？

踝关节扭伤在日常生活中多发，症状轻微时，许多人选择置之不理，而症状稍明显的也只是擦点活络油或者贴张膏药，很少选择去医院。当你多次扭伤后处理不当，给踝关节带来的损伤是不可小觑的，诸如韧带松弛、踝关节不稳、长期慢性疼痛、习惯性踝关节扭伤等。

1. 扭伤后的紧急处理

不慎扭伤后的正确措施是什么呢？那就不得不提到我们公认的"RICE"准则了。

1）rest（R）。首先，扭伤后我们应该立即对踝关节予以制动，好好休息，限制行走，避免扭伤进一步加重及影响到周围的其他重要结构。

2）ice（I）。24 小时内对患处进行冷敷可以止痛，同时也可以预防踝关节肿胀，每次 15~20 分钟，扭伤早期应注意避免手法按摩及涂擦活血化瘀类药物，避免加重出血。

3）compress（C）。冰敷后，通常也可以用弹力绷带加压包扎，可以预防肿胀加重同时保护踝关节。

4）elevate（E）。为了促进下肢血液循环，也可以在脚下垫一个枕头适当抬高脚踝。

2. 怎样判断扭伤严重性

紧急处理后应立即前往附近医院就诊，判断是否存在骨折以及软组织损伤情况。踝关节扭伤根据损伤程度不同可分为三度：轻度扭伤、中度扭伤和重度的扭伤。其主要的标准就是不出现踝关节周围韧带肌腱的严重损伤，或者撕脱性的骨折。其中肌腱韧带的完全或者不完全的断裂，就不算踝关节扭伤范畴之内。

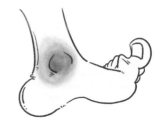

踝关节轻度扭伤会出现局部疼痛、活动后疼痛加重，局部一般不出现明显肿胀或者轻微的肿胀。经过治疗后很快痊愈的患者，一般都算作轻度扭伤范畴之内。而中度的扭伤一般会伴随有局部的轻度，或者明显的肿胀以及明显疼痛。踝关节活动出现受限的表现症状相对明显，痊愈时间也要比轻度扭伤时间长。而重度的扭伤一般会出现局部明显的疼痛、明显肿胀，并且伴随有明显活动受限的症状。如果病情严重存在骨折、脱位、韧带断裂或对踝关节稳定性要求者，可采取手术治疗。

3. 完美康复的辅助锻炼

踝关节扭伤后除了当下的治疗非常重要，之后的康复治疗也不容忽视，合理的功能锻炼可以有效避免踝关节二次扭伤。康复期间可以进行踝关节活动度训练、肌肉力量训练、平衡训练以及步态训练等，同时配合中药外敷、电针治疗、推拿、物理因子治疗等。在恢复后期佩戴护踝的情况下，进行跑跳、折返跑、蛇形跑、八字跑等高水平训练。

4. 增强踝关节稳定性，预防扭伤

锻炼时应减少在运动中的损伤，从简单的逐步向有难度的进阶，当通过训练单脚单腿赤脚，能够在比较困难的不同层面上的支撑 2 分钟以上的稳定，并且手上还能做各种动作而不跌倒，那么你的踝关节就稳定了。

（1）提踵训练

1）选择在有梯度的地方，如楼梯。站在台阶上，使脚趾部分站在台阶的边缘，脚后跟悬空。双腿开始提踢使小腿处于最高位置，保持 10 秒，然后降落到水平，反复循环进行。开始时，可以扶持扶手和椅背。

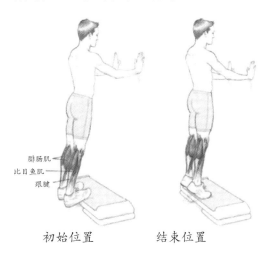

腓肠肌
比目鱼肌
跟腱

初始位置　　　　结束位置

29

2）锻炼到一定程度，可进行单腿提踢练习。

3）继续可以持重物进行提踢练习。根据实际情况，每次练习 10～30 分钟。

（2）踝关节外/内翻抗阻练习

1）坐位，把患侧腿伸直并叠放在健侧腿上方。

2）健身带或橡皮管绕过健侧脚，双手抓紧两端并拉直，患侧脚的前脚掌踩住橡皮管。

3）患侧脚用力向下向对侧拉紧橡皮管，然后缓慢放松踝关节。频率：每天 3 组，每组 10 次。

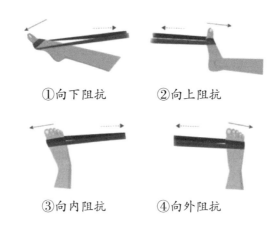

①向下阻抗　　②向上阻抗

③向内阻抗　　④向外阻抗

（3）踝关节主动活动度练习

1）仰卧或坐卧位，并将患侧腿伸直，脚尖指向天花板（向上）。

2）踝背伸（勾脚）使脚尖向上指向鼻尖，然后用力跖屈（绷脚背）指向远方，再向内指向对侧脚，然后向外远离对侧脚，最后脚尖由内—下—外—上画一个圆。

3）注意指向各个方向时都要尽量用力伸，并且只动脚踝不动腿。频率：每天 3 组，每组在各个方向重复 10 次。

（4）平衡练习

1）双上肢外展 90°，单腿支撑站立，坚持 1 分钟。

2）闭上一只眼睛，双上肢外展 90°，单腿支撑站立，坚持 1 分钟。

3）闭上双眼，双上肢外展 90°，单腿支撑站立，坚持 1 分钟。

4）单腿站立在圆木上，平衡站立，坚持 1 分钟。

1）～4）由易到难，循序渐进，逐渐练习。

十一、筋膜炎——后背经常疼，竟是筋膜炎

最近，30 岁的石小姐遇到了烦心事，她的腰立不起来了。这腰痛听着泛泛，痛起来绝对让人抓心挠肝。她从事办公室工作，不是很忙但需要伏案久坐，坐姿不良，有时候几个小时不活动，近几天坐久了就觉得腰部肌肉酸痛、麻木、发凉，一受凉就觉得局部肌肉僵硬紧绷；尤其是早晨起来疼得厉害，白天还好些，晚上又加重，有时还可以触摸到皮下筋膜内有结节状物，且做弯腰、扭转动作疼痛加重。这便是"腰背肌筋膜炎"。

腰背肌筋膜炎在我国的发病率已达 9.75%，可发生于任何年龄段。其起病隐匿，病程较长，病势缠绵，常严重影响患者日常生活与工作。

1. 什么是筋膜炎

筋膜炎又称肌筋膜疼痛综合征、肌筋膜纤维组织炎等，是指筋膜的病理性改变，可发生在全身的各个部位，引起机体肌肉筋膜的各种不适表现，比如疼痛、肌肉紧张或无力、肌肉痉挛、皮肤麻木、运动障碍等。

患者触摸疼痛部位时，有可能触摸到较硬的肿块或条索状结节，触摸、按压时可能疼痛加重。其发病机制目前主要认为是由于长期处于潮湿、阴冷环境，不良生活习惯，机体的慢性劳损，或外伤后处理不当，引起肌筋膜及肌肉发生充血水肿、炎性渗出等病理改变，进而导致肌筋膜的粘连、纤维化甚至钙化，最终形成炎症疼痛反复发作的恶性循环状态。

2. 腰背肌筋膜炎有什么特点

腰背肌筋膜炎是一种发生在背部肌筋膜组织的无菌性炎症，属于中医学"痹证"中"筋痹"范畴。《黄帝内经》最早提出"痹证"病名，《素问·痹论》中有"风寒湿三气杂至，合而为痹也。其风气胜者为行痹，寒气胜者为痛痹，湿气胜者为着痹也"的记载。

中医学认为，背肌筋膜炎的发病内由肝肾不足，外由风寒湿邪侵袭，劳损外伤导致，邪气内外影响，相互搏结，进而导致背部气血凝滞，经络痹阻，局部肌肉失于荣养，日久则筋络挛缩不展。

腰背肌筋膜炎多表现为腰背部的弥漫性钝痛，尤其是两侧腰肌和髂后上棘更为明显。肌肉僵硬板滞，感觉收紧沉重，可在皮下触及肌肉条索和肌纤维结节。腰椎的活动度不受限，但特定活动时疼痛明显加重。

疼痛的特点是：晨起痛，日间轻，傍晚复重。久坐或长时间保持某姿势会诱发疼痛，稍加活动可缓解，但过度运动也会引起肌肉痉挛和疼痛，并且伴随气候变化发作。

3. 腰肌筋膜炎治疗体操

（1）髂腰肌牵伸

跪立位，需要牵伸的一侧下肢单膝跪地，健侧弓箭步，上半身维持稳定，下半身重心向前移动，直到牵伸侧产生紧绷感。保持 10~15 秒，重复 3 组。

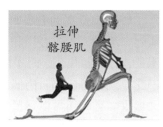

（2）弓背运动

四肢跪位，腹部放松下垂，使背部塌陷（不可过度塌腰），并维持姿势 5 秒，然后腹部收紧，使背部向上弓，并维持姿势 5 秒。循环 20 次，重复 3 组。

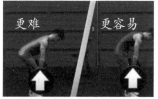

（3）跪位四肢抬升

四肢跪位，腹肌收缩绷紧，然后抬起左侧手臂手指尽力向前伸，同时抬起右侧腿，脚尖尽力向后伸，维持姿势不动，缓慢放松回到原位，换对侧手臂和腿继续练习。循环 10 次，重复 3 组。

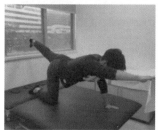

（4）飞燕运动

俯卧位，双手背后，用力挺胸抬头，使胸部以上离开床面，同时膝关节伸直，两腿用力向后离开床面，持续 3~5 秒，放松休息。循环 10 次，重复 3 组。

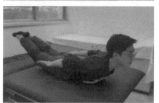

（5）桥式运动

仰卧位，去枕屈膝，双肘及背部顶住床，腹部及臀部向上抬起，依靠双肩、双肘部和双脚这五点支撑身体的重量，持续 3~5 秒，放松休息。循环 10 次，重复 3 组。

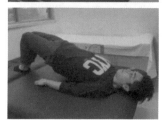

4. 如何治疗腰肌筋膜炎

（1）理筋手法

手法治疗的目的在于舒筋活血，理顺肌筋，松解粘连，加速炎症消退，缓解肌肉痉挛。手法操作主要有循经按推法、腰背按揉法、局部弹拨法、散手拍打法等。手法应轻快、柔和、灵活、稳妥，忌用强劲暴力，以免加重损伤。

（2）药物治疗

气滞血瘀者治宜行气活血、舒筋祛瘀，方用活血舒筋汤加减；湿热蕴结者治宜清热利湿、舒筋通络，方用四妙散加减；风寒湿痹者治宜祛风除湿、温通经络，方用羌活胜湿汤或独活寄生汤加减；肝肾亏虚者治宜补益肝肾、强壮筋骨，方用金匮肾气丸、左归丸、大补阴丸加减。局部可外贴伤湿止痛膏、狗皮膏等，或外用雪上花搽剂、元七骨痛酊等。

（3）针灸治疗

取肾俞、命门、腰阳关、委中、三阴交等穴位针刺，痛点可配用拔火罐疗法，以温通经脉，消除炎症。亦可用小针刀对压痛点可触及的条索状结节组织粘连部分进行局部剥离、松解，以达到疏通经络、松解粘连的目的。

（4）物理疗法

可采用超短波、磁疗、频谱仪、中药离子导入等配合治疗，以减轻疼痛。

十二、荨麻疹——荨麻疹反复发作、奇痒难忍怎么办

28岁的张女士是变应性体质，一到春天就容易犯荨麻疹。每次犯荨麻疹的时候，成片成片地起红疙瘩风团，一个包一个包地看起来很吓人，而且钻心地痒。"不但越挠越痒，越挠越严重，有的地方还会渗出血丝，弄得我整个人简直崩溃到要疯掉！"在门诊皮肤科，张女士异常烦躁地对医生说。荨麻疹真的这么可怕吗？

1. 什么是荨麻疹

荨麻疹是一种由于皮肤、黏膜小血管扩张及渗透性增加而出现的局限性水肿反应，表现为大小不等的风团，常伴有瘙痒，通常在2~24小时内消退，但反复发生新的皮疹，病程迁延数天至数月。俗称"风疙瘩"。在中医学中属于"风疹""瘾疹"的范畴。

荨麻疹是比较常见的皮肤病，可发生于任何年龄，男女均可发病，约20%的人一生中至少发作过一次。多发于易产生变态反应、免疫力低下、长期服用某些药物的人群。急性荨麻疹短期治疗，去除病因后一般不易发作。慢性荨麻疹病程迁延，可反复发作。

2. 引起荨麻疹的因素有哪些

荨麻疹的发病机制比较复杂，至今尚未完全清楚，包括免疫性机制、非免疫性机制及特发性机制。发病原因也非常复杂，约3/4的荨麻疹患者不能找到原因，尤其是慢性荨麻疹。常见原因有以下几点。

（1）物理因素

如局部摩擦、冷热、压力刺激、日光照射等因素。

（2）食物

动物蛋白如鱼、虾、蛋类等，蔬菜水果类如柠檬、芒果、西红柿等，以及酒、饮料、腐败食物、食品添加剂等。

（3）精神压力过大

压力过大时，机体抵抗力下降，可导致荨麻疹的发生。

（4）药物

许多药物会引起荨麻疹，比如抗生素（尤其青霉素、磺胺类药物）、解热镇

痛药、血清制剂、疫苗、吗啡、可待因、阿司匹林等。

（5）动植物因素

昆虫叮咬或吸入花粉。

（6）其他疾病

如风湿热、系统性红斑狼疮、甲状腺疾病、淋巴瘤、白血病、炎症性肠炎等，还可见于某些慢性隐匿性感染、维生素 D 缺乏等情况。

3. 哪些人群容易患荨麻疹

（1）易过敏的人群

肥大细胞是荨麻疹发病的关键细胞，易过敏体质者相对更容易发病。

（2）免疫力低下的人群

免疫力低下的人群相对更容易发生荨麻疹。

（3）长期服用某些药物的人群

如青霉素、磺胺类药物、血清制剂、阿司匹林等。

（4）患有导致患者免疫力下降的疾病的人群

如系统性红斑狼疮、甲状腺疾病、淋巴瘤、白血病、炎症性肠炎等。

4. 荨麻疹发作后需要做哪些检查

（1）血常规检查

通过查看白细胞和中性粒细胞的数值，判断患者是否合并有感染。

（2）免疫学检查

判断患者是否出现了过敏，其中变应原筛查、自体血清皮肤试验有助于寻找发病因素。还可检查免疫球蛋白、相关自身抗体、补体、甲状腺自身抗体测定等项目，以排除其他疾病。

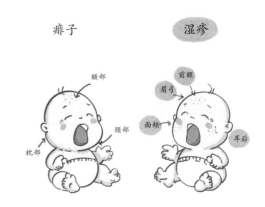

痱子　　　　　　湿疹

（3）皮肤划痕试验

试验阳性者可诊断人工荨麻疹。

（4）其他检查

必要时还可检查粪虫卵、肝肾功能、红细胞沉降率、C反应蛋白、D-二聚体、幽门螺杆菌感染检测、维生素D测定等，以尽可能地找出发病诱因。

5. 发作奇痒难忍该如何治疗

荨麻疹的治疗方法主要是祛除病因，避免接触各种可加重疾病的因素。药物治疗可以缓解症状，减少复发。因该病多数具有自限性，因此治疗的主要目的是控制症状，提高生活质量。

（1）药物治疗

1）常见药物。西替利嗪、左西替利嗪、泼尼松。

2）第二代非镇静抗组胺药。首选，对各种类型的荨麻疹都有很好的疗效，主要用于控制炎症，缓解症状。常用药物包括西替利嗪、左西替利嗪、氯雷他定、地氯雷他定、非索非那定、阿伐斯汀、依巴斯汀、依匹斯汀、咪唑斯汀、苯磺贝他斯汀、奥洛他定等。

3）激素。若患者已经明确祛除病因，但口服抗组胺药物效果欠佳时，可加用激素缓解症状。常用的有泼尼松、地塞米松、甲泼尼龙等。

（2）对症治疗

如果病情较轻，则可以对症治疗，如皮肤瘙痒，可以直接使用外用药膏涂抹，例如皮炎平，达克罗宁软膏等。

（3）病因治疗

药物或接触某些物质引起的荨麻疹，须及时停止药物的服用，减少接触诱发荨麻疹的物质。

6. 如何有效预防荨麻疹

平时注意避免接触过冷或过热的环境刺激，远离花粉、粉尘及其他易致敏物质。学会缓解压力，避免压力过大，适量运动，增强身体免疫力。避免食用含有诱发荨麻疹成分的食物。当皮肤出现瘙痒时，尽量控制抓挠，避免病情加重。一旦出现急性荨麻疹的症状，请及时就医，不要拖延就诊，也不可盲目用药，以免延误病情，造成严重后果。

第二部分 | 夏季养心

中医养生讲究顺应天时："春养肝，夏养心，秋养肺，冬养肾。"那为何夏季是养心的最好时机？《黄帝内经》有云："心者，生之本，神之变也，其华在面，其充在血脉，为阳中之太阳，通于夏气。"夏季为四时阳中之阳，在五行属火，而火气通于心，因此立夏后要顺应天时的变化，重点学会养心。

1. 日常生活的调理

（1）保持心神宁静

夏季气温过高，天气炎热，火气通于心，心火过旺则扰动心神，心神不安则发为疾病。"善摄生者，不劳神，不苦形，神行既安，祸患何由而致也？"心静则心火自安，心安则神安，火安则身凉。所以夏季养心，要注意戒躁戒怒，以降心火。

（2）避免大量出汗，及时补充水分

夏季心火易旺，而"汗为心之液"，适当地排除汗液可以去心火；但血汗同源，过度的汗出会损伤心阴，耗伤心血，对养心不利，所以夏季要避免大量的汗出，及时地补充水分。

（3）顺时而养，夜卧早起

夏季天气逐渐炎热，温度明显升高，但早晚仍比较凉，日夜温差较大，昼长夜短更明显，此时顺应自然界阳盛阴衰的变化，睡眠方面应相对"晚睡""早起"，以接受天地的清明之气，另外要注意睡好"子午觉"，适当午睡，以保证拥有饱满的精神状态以及充足的体力。

（4）注意运动方式

夏季要以养心为重，不可过度出汗。运动强度要适宜，不宜过于剧烈，以防耗伤太过而泄汗伤阳。可以选择太极拳、八段锦、游泳等方式，运动后要适当饮用温水，以补充体液。室外运动以早晨太阳刚刚升起或者黄昏太阳即将落下的时候为宜。当然，也可以选择在温度适宜的室内进行锻炼。

2. 饮食方面的建议

（1）宜清淡

《素问·生气通天论》云："味过于咸，大骨气劳，短肌，心气抑。"若平素口味过重，不利于心肾心气的充养，还会加重脾胃的负担。

（2）多食苦

夏季易心烦气躁、口舌生疮，大众常称之为"上火"。而苦味入心，苦味食物可以清热、解暑、降心火，所以，不妨多吃一些苦味食物，如苦瓜，莴笋，丝瓜等。但苦味食物大多寒凉，平素大便稀溏、小便清长、舌淡脉弱的阳气不足、脾胃虚寒的人群不宜多食。

（3）慎寒凉

春夏养阳，寒凉之物均应慎食。冰寒之物，常令寒邪直中脾胃，损伤脾阳，出现腹痛、腹泻、腹胀、纳呆等症状。若贪食寒凉，致脾虚湿盛，则宜多食健脾去湿之品，如山药、扁豆、陈皮、玉米须、茯苓等。

3. 养生膳食推荐

（1）百合莲子粥

具体材料：莲子 15g，百合 10g，冰糖适量。

莲子有补肾益精、养心安神、固精止带的功效，而百合则有养阴润肺、清心安神的作用，两者相合，共养心神。在夏季，常食用此粥，也符合夏季饮食宜清淡的原则。

（2）生脉饮

具体材料：人参 30g，麦冬 15g，五味子 6g。

暑热易伤津耗气，使人感到疲倦，劳累。其中人参补肺气，生津液；麦冬养阴清肺而生津；五味子敛肺止渴、止汗。三药合用，共成补肺益气，养阴生津之功。日常生活中，可以开水泡服这三味药材，既达到疗养的目的，也及时补充了水分。

4. 养生穴位介绍

（1）针刺、按揉穴位

1）劳宫穴。位于手掌心，第2掌骨、第3掌骨之间偏于第3掌骨，握拳屈指时中指尖处。此穴五行属火，具有清心火，安心神的作用。

2）神门穴。位于腕部，腕掌侧横纹尺侧端，尺侧腕屈肌腱的桡侧凹陷处。此穴有补益心气、镇静安神、清心泻火的作用，适合心火旺的人经常按摩。

3）少府穴。位于手掌面，第4掌骨、第5掌骨之间，握拳时，当小指尖处。此穴位布于手少阴心经之上，有清心泻火、行气活血的作用。

4）大陵穴。位于腕掌横纹的中点处，当掌长肌腱与桡侧腕屈肌腱之间。此穴位布于手厥阴心包穴位之上，有宁心安神，宽胸和胃，清心泻火的功效。

（2）艾灸穴位：督脉灸

督脉位于人体后背正中线上，总督一身之阳气，可以沟通全身经络。督脉灸，顾名思义，就是在整条督脉上进行艾灸，借助督脉总督阳气的作用，既能激发出人体自身的阳气，又能将这种温热，通过复杂有序的经络系统层层传递到全身。"正气存内，邪不可干。"人体正气充足，疾病自然离我们远去。

二、高血压——"祖传"高血压还有救吗？中医专家告诉你答案

53 岁的胡阿姨近年来常感头晕目眩，在单位体检中查出血压高于正常值，被诊断为高血压。最近，胡阿姨来医院不是为了自己，而是带着将要参加高考的儿子进行全面体检，尤其对孩子的血压问题表现得特别关注，甚至到了焦虑的程度。究竟原因为何？胡阿姨忧心忡忡地说："我的爷爷、父母都是高血压患者，现在我们兄妹几个也陆续查出血压偏高，医生，高血压是不是会遗传？我害怕遗传给我的儿子，他还那么年轻。"

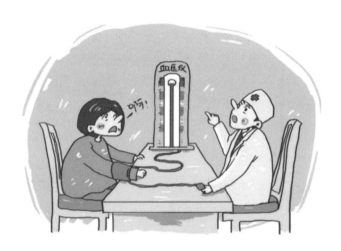

和胡阿姨有同样担忧的人不在少数，也反映出在我国高血压患者虽然数目庞大，但依然缺乏对高血压的全面认识。我们可从以下几个方面来了解中老年人常见疾病——高血压。

1. 什么是高血压

高血压是指血液在血管中流动时对血管壁的压力持续高于正常的现象，且可伴有心、脑、肾等器官的功能或器质性损害的临床综合征。可分为原发性和继发性两大类，其中原发性高血压占到发病率的 95% 左右。依据血压值的高低，高血压分级如下表所示。

血压水平分类和定义（mmHg）

分类	收缩压		舒张压
正常血压	<120	和	<80
正常高值	120～139	和／或	80～89
高血压	≥140	和／或	≥90
1 级高血压	140～159	和／或	90～99
2 级高血压	160～179	和／或	100～109
3 级高血压	≥180	和／或	≥110
单纯收缩期高血压	≥140	和	<90
注：当收缩压和舒张压分属不同级别时，以较高分级为准			

2. 高血压的症状有哪些

高血压常被称为"无声的杀手"，虽然大多数患者可在没有任何症状的情况下发病，但是血管壁长期承受着高于正常的压力会导致冠心病、脑卒中等严重疾病。

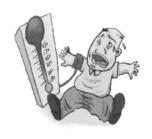

在初期，"头晕胀痛"是高血压的典型症状，但也会有一些不太典型的症状，如颈项胀闷、心慌、失眠、四肢麻木等。一旦出现胸闷、健忘、小便增多等症状时，预示着已经出现了靶器官的损害，如心、脑、肾、眼底等病变，所以建议 40 岁以上的人群，要经常性地进行自我血压监测。

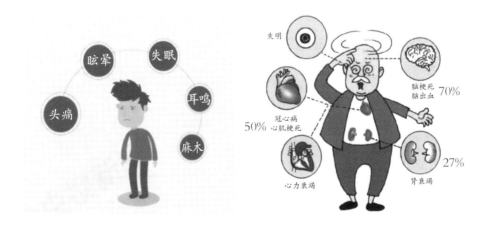

3. 高血压有什么危害

高血压是心脑血管疾病的基础，容易出现并发症，一般表现在五个方面，即心、脑、肾、大动脉、眼底。

（1）心脏表现

会引起心脏缺血或心脏肥大，缺血容易合并冠心病、心绞痛、心肌梗死、心肌肥厚、心力衰竭等。

高血压的危害

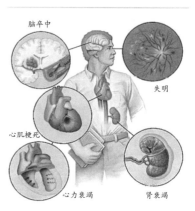

（2）脑表现

常见的脑出血、脑梗死、脑动脉瘤等。

（3）肾脏表现

轻者会引起肾功能下降、肾功能不全，重者会引起尿毒症，甚至肾衰竭。

（4）大动脉表现

轻者可能导致动脉粥样硬化、下肢血管狭窄，这些会引起间歇性跛行或肢体缺血，甚至会出现大动脉夹层，危及生命。

（5）眼部表现

轻者会因视网膜眼底病变而出现视力下降，重者导致失明。

4. 高血压的常见危险因素

过量饮酒、缺乏体力活动、吸烟、超重和肥胖、慢性肾脏疾病、高血压家族史、长期精神压力、高钠饮食、睡眠障碍和女性更年期激素水平不稳定均可引发高血压。

过量饮酒

缺乏体力活动

吸烟

超重和肥胖

慢性肾脏疾病

高血压家族史

长期精神压力

高钠饮食

5. 防控高血压，从这些做起

预防高血压的措施包括控制饮食和体重、加强锻炼、戒烟、戒酒、保证充足睡眠、保持心情愉快等。除此之外还有以下方式可防控高血压。

自我推拿：使用揉、按、滚、抹等手法，选择印堂、太阳、头维等穴位进行推拿，如使用揉法在百会、上星等穴位上进行按摩，2分钟/次，1次/d，连续按摩3遍，往下推耳背后的降压沟可迅速起效。

穴位敷贴：可选择吴茱萸、白芥子、川芎、菊花、天麻等药物打粉，敷贴于涌泉、太冲、曲池、神阙等穴位。

茶饮食疗：桑叶、菊花、山楂、决明子、玉米须等泡水代茶饮，不仅可以补充水分，降低血液黏度、改善血液循环，还有很好的辅助降血压作用。

目前临床常用西药降压药有5大类：钙通道阻滞剂（CCB）、血管紧张素转换酶抑制剂（ACEI）、血管紧张素 II 受体拮抗剂（ARB）、利尿药和 β 受体阻滞剂五大类，但降压药物的使用要在医生指导下进行。

合理膳食

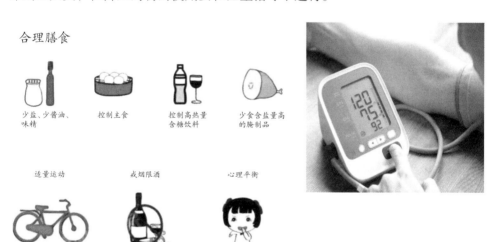

少盐、少酱油、味精　　控制主食　　控制高热量含糖饮料　　少食含盐量高的腌制品

适量运动　　戒烟限酒　　心理平衡

常用的降压中成药有：天麻钩藤颗粒、天智颗粒、强力定眩片（胶囊）、复方杜仲片等。最重要的是自我定期监测血压值，中西医结合不仅可更好地管理血压，对于缓解临床症状中医药有着不可替代的优势。比如不少肝火亢盛的高血压患者，即使服用西药将血压控制，但常见口干口苦、心烦易怒等症，这时候联合应用清泄肝火的中药，就能缓解以上症状，同时也可减少降压药物的使用量。又如肝肾亏虚的中老年高血压患者，常伴见腰膝酸软、头晕耳鸣、夜尿频多等，这时候依据中医辨证，给予补益肝肾阴精或阳气，起到标本同治的作用，控制血压的同时可提升患者生活质量。

三、冠心病——冠心病，不只冬季高发

于爷爷是一名年近七旬的冠心病患者，退休后饱受疾病折磨的他，在医院做过冠状动脉成形术和支架植入术，几年后发现右冠状动脉完全堵塞，左冠状动脉血管多处严重狭窄病变，于是又行冠脉搭桥手术，术后胸前区疼痛依然反复发作。老伴陪于爷爷去过北京、上海及长沙的好几家大医院治病，始终没有得到好的疗效，多次被通知病危。半年前，某公立三甲医院心血管科专家团队为爷爷进行冠状动脉血管造影，并尝试开通闭塞的右冠状动脉，经过 6 个半小时的不懈努力，克服种种困难，最后终于打通了其闭塞多年的右冠状动脉血管，于爷爷终于重拾对生活的信心。

1. 什么是冠心病

冠心病是冠状动脉粥样硬化性心脏病的简称，是冠状动脉血管发生粥样硬化病变而引起血管腔狭窄或阻塞，造成心肌缺血、缺氧或坏死而导致的心脏病。冠心病最常见的症状是胸痛，特别是活动情况下发生，有时也会放射至其他部位出现疼痛感，如肩膀疼、左上臂疼、后背疼、上腹疼、牙疼等，也可以表现为胸闷、心慌、心跳增快等。世界卫生组织将冠心病分为 5 种类型：无症状心肌缺血型（隐匿性冠心病）、心绞痛型、心肌梗死型、缺血性心力衰竭型（缺血性心脏病）和猝死型 5 种临床类型。

2. 冠心病的危险因素

一般来说，冠心病的病因有很多种，有一些是不可逆的危险因素，有些是可逆的危险因素。不可逆的危险因素包括遗传、年龄、性别等不因个人行为或意志而改变的；已知的可逆的危险因素包括高血压、高血脂、糖尿病、肥胖、吸烟、精神情绪等，这些因素是可以随个人的生活方式改变而改变或控制，故称为可逆性的。所以我们对冠心病的控制和预防，主要针对可逆性危险因素，比如说如何去控制好血压、血糖、血脂、体重和情绪等一系列综合因素。

3. 冠心病与精神情绪有关吗

随着现代生活节奏的加快，现代人面临的各种精神压力较以往更有所增加，因而冠心病的发病率也随之增加。脑力劳动者心病发病率比常人高 2.5 ~ 4 倍，可能是因为长期脑力劳动、精神紧张造成神经、内分泌功能紊乱，血中儿茶酚胺、

皮质激素水平增高，从而血压升高，同时还可引起脂代谢紊乱，血胆固醇水平周期性升高，进一步影响凝血机制，使血小板聚集性增高，容易形成血栓。

因此，要提醒精神压力大的朋友平时应学会放松自己紧绷的神经，学会释放自己的压力。

急躁、抑郁的情绪同样因导致神经系统紊乱兴奋、血管内皮炎症因子释放、血管痉挛而引发冠心病，所以，管理好情绪，不仅对维护良好的人际关系有利，同时也愉悦了自己的身心，避免冠心病加重或心血管疾病的发生。

4. 夏季与冠心病的相关因素

寒冷是心绞痛的常见诱发因素之一，很多人觉得冠心病多发于冬季，而忽视了夏季给冠心病带来的影响。据统计，每年夏季，特别是温度达到32℃以上，呈现湿闷天气的情况下，冠心病患者病发率就明显提高。实际上由于夏秋季气温高，皮肤通过增加血流量从而散热，这就导致人体回心血量减少，心率加快，血液黏滞度增高，冠状动脉收缩，心肌供氧量减少，增加了冠心病的发作风险；同时出汗多、睡眠不好、情绪不稳定，也是导致血管堵塞甚至引起心肌梗死的重要原因。

有冠心病的患者，应尽量避免在高温下暴晒，夏天的时候，不要等到口渴了，再去喝水，最好是在口渴之前，就保持水分摄入，每次水分摄入不宜过多，切忌短时间内大量饮水，尤其不要贪图凉快饮大量冰水，尽量避免较长时间在外劳作。保持良好的心态，切忌大幅度情绪波动，规律安排好作息，保证充足的睡眠，让身体脏器得到充足的休养。

5. 冠心病的标准治疗方案

冠心病经典治疗（二级预防策略）可概括为"ABCDE"。

A：抗血小板和抗心绞痛。抗血小板药物可以通过降低血小板活性或抑制血小板聚集率，以降低血栓形成风险；而抗心绞痛药物主要通过扩张血管、减慢心率，降低左心室舒张末期容积而减少心肌耗氧量；通过扩张冠状动脉、促进侧支循环，开放和促进血液重新分布等增加心肌氧的供给，可用于缓解症状。

B：控制血压及心率。对于合并高血压的冠心病患者，应以血压控制在≤130/80mmHg，并应服用β受体阻滞剂将静息心率控制在55～60次/min，减少心肌耗氧量。

C：戒烟和降低胆固醇。血脂高是动脉粥样硬化的始动因素，特别是低密度脂蛋白胆固醇要＜1.8mmol/L。首选他汀类药物，不达标则加用其他药物。理解了吸烟对冠心病的影响，自然明白戒烟的道理。

D：健康饮食并控制血糖。健康饮食，建议将糖化血红蛋白控制在 7% 以下。

E：健康教育和锻炼。

冠心病属于中医学"胸痹""心痛"范畴，张仲景在《金匮要略》一书中创制了瓜蒌薤白半夏（白酒）汤、枳橘姜汤、薏苡仁汤、大乌头汤等治疗轻重缓急不同的胸痹、心痛，历代医家又不断加以补充和创新。因此，无论是预防冠心病，还是治疗各种临床类型的冠心病，以及支架植入或冠状动脉旁路移植术后的冠心病，中医辨证论治配合西医治疗，常带给患者意想不到的惊喜。尤其是预防作用，对于年老体弱多病，有着各种禁忌证的冠心病患者，中医标本兼顾的治疗原则，弥补了单纯西医治疗的不足，中西合璧可起到取长补短的作用。

四、心绞痛——劳累可诱发的"心绞痛"，这样预防才有效

49 岁的高先生，由于工作岗位的调动，工作压力骤增，加班到深夜成了家常便饭。最近他时常感到胸口一阵阵闷痛、十分难受，有时还感到胸骨后、咽喉部有明显的紧缩感，去医院经过心血管科的一系列检查后，被诊断为劳累性心绞痛，遵医嘱每天都用硝酸甘油缓解。最近一次就医时，高先生问医生：现在感觉吃药后没那么有效了，这样的情况，除了放支架还有其他更好的办法吗？专家告诉他，劳累型心绞痛就是心脏所需的血液和氧气，供需产生不平衡，产生憋闷疼痛等症状，又称稳定性心绞痛。因此，避免劳累，安静的休养对疾病恢复很关键，同时根据他的症状和体质辨证拟方，有丹参、赤芍、炒瓜蒌皮、当归、合欢皮等，叮嘱他，水煎服，每天 1 剂，可以缓解症状，调养心功能。

服药共 4 个月，中途复诊调药 3 次，高先生反馈胸口疼痛和憋闷症状好多了，慢慢恢复了正常生活。随访的时候，专家再次叮嘱他，注意调理气血，气血畅通了，自然身体就会好起来，并且不要剧烈运动，防止劳累耗伤心气，凡事不要太较真，宽宏大度才能长寿。

1. 什么是心绞痛

心绞痛是冠状动脉供血不足，心肌急剧的暂时缺血与缺氧所引起的以发作性胸痛或胸部不适为主要表现的临床综合征。心绞痛是心脏缺血反射到身体表面所感觉的疼痛，特点为前胸阵发性、压榨性疼痛，可伴有其他症状，疼痛主要位于胸骨后部，可放射至心前区与左上肢，劳动或情绪激动时常发生，其中占比较多的稳定型心绞痛，每次发作持续 3~5 分钟，可数天 1 次，也可 1 天数次，休息或用硝酸酯类制剂后消失。本病多见于男性，多数 40 岁以上，劳累、情绪激动、饱食、受寒、阴雨天气等为常见诱因。

2. 心绞痛发作时如何应对

（1）发作时的治疗

过劳发作时立刻休息，患者一般在停止活动后症状即可缓解。

药物治疗较重的发作时，可使用作用快的硝酸酯制剂。这类药物除扩张冠状动脉，降低阻力，增加血流量外，还通过扩张周围血管，减少静脉回心血量，降低心室容量、心腔内压、心排血量和血压，降低心脏前后负荷和心肌的需氧，从

而缓解心绞痛。

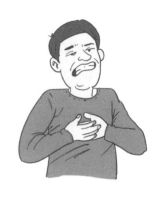

其中最常用的是硝酸甘油片，舌下含服，1~2分钟开始起作用，约半小时后作用消失；也可选用二硝酸异山梨酯：舌下含服，2~5分钟见效；另外还可选用亚硝酸异戊酯0.2mL（1支）用手绢包裹压碎后，吸入其挥发气体。优点是作用快，但副作用较大且有乙醚味，故很少采用。应用上述药物的同时，可考虑用镇静药。经以上治疗疼痛不能缓解或本次发作较平时重且持续时间长者，应考虑到是否有急性心肌梗死的可能，及时到医院检查治疗。

（2）缓解期的治疗

宜尽量避免各种诱因。调节饮食，进食不应过饱；禁绝烟酒；调整日常生活与工作量，减轻精神负担；保持适当体力活动，以不发生疼痛为度；一般不需卧床休息。缓解期药物治疗的三项基本原则是：选择性地扩张病变的冠状动脉血管；降低血压；改善动脉粥样硬化。

（3）其他治疗

低分子右旋糖酐或羟乙基淀粉注射液，作用为改善微循环的灌流，可用于心绞痛的频繁发作。抗凝血药如肝素、溶血栓药和抗血小板药可用于治疗不稳定型心绞痛。高压氧治疗增加全身的氧供应，可使顽固的心绞痛得到改善，但疗效不易巩固。体外反搏治疗能增加冠状动脉的血供，也可考虑应用。兼有早期心力衰竭者，治疗心绞痛的同时宜用快速作用的洋地黄类制剂。

（4）外科手术治疗

主要是在体外循环下施行主动脉-冠状动脉旁路移植手术，取患者自身的大隐静脉作为旁路移植的材料，一端吻合在主动脉，另一端吻合在有病变的冠状动脉段的远端；或游离内乳动脉与病变冠状动脉远端吻合，引主动脉的血流以改善病变冠状动脉所供心肌的血流供应。

大多数患者经治疗后症状可缓解或消失。初发型心绞痛、恶化型心绞痛、卧位型心绞痛、变异型心绞痛和中间综合征中的一部分，可能发生心肌梗死，故又称"梗死前心绞痛"。

3.怎样预防心绞痛

（1）控制盐的摄入

少吃盐，盐的主要成分是氯化钠，长期大量食用氯化钠，会使血压升高、血管内皮受损。心绞痛的患者每天的盐摄入量应控制在 6g 以下。

（2）控制脂肪的摄入

少吃脂肪、减少热量的摄取。高脂饮食会增加血液黏度，增高血脂，高脂血症是心绞痛的诱因。尽量减少食用油的量，可选择含不饱和脂肪酸的植物油代替动物油，每天的总用油量应限制在 5~8 茶匙。

（3）避免食用动物内脏

动物内脏含有丰富的脂肪醇，例如肝、心、肾等。

（4）戒烟戒酒

众所周知，烟酒对人体有害，它不仅诱发心绞痛，也诱发急性心肌梗死。

（5）多吃富含维生素和膳食纤维的食物

如新鲜蔬菜、水果、粗粮等，海鱼和大豆也有益于冠心病的防治。

（6）多吃利于改善血管的食物

如大蒜、洋葱、山楂、黑木耳、大枣、豆芽、鲤鱼等。

（7）避免吃刺激性食物和胀气食物

如浓茶、咖啡、辣椒、咖喱等。

（8）注意少食多餐，切忌暴饮暴食

晚餐不宜吃得过饱，以免诱发急性心肌梗死。

4. 中医怎样治疗心绞痛

（1）内治法

多是用中药，以活血通络、宽胸止痛为常用方法，临床常用的中药方包括血府逐瘀汤、瓜蒌薤白半夏汤等，常用的中成药包括复方丹参滴丸、心悦胶囊、芪参益气滴丸等，都有助于心绞痛的治疗。有研究提示，中药也有抗血小板聚集的功效，部分患者对于阿司匹林、氯吡格雷等抗血小板聚集药物不耐受，可以选用中药的丹参、川芎等药物，也可以选用芪参益气滴丸等药物。

（2）外治法

包括针灸、耳穴贴敷等方法，有助于改善心绞痛、改善心肌缺血。中医治疗心绞痛的优势在于改善患者的合并症，如对心悸、气短、盗汗等症状都有很好的治疗作用。

五、心悸——"阳康"后总心悸，究竟怎么办

56 岁的刘先生从感染新型冠状病毒"阳康"之后就感觉身体不对劲，一开始只是容易感到心跳加快、焦虑心慌，对生活和工作还没有太大的影响，也就没有管。但是三五个月过去后，病情越来越加重了，出现了害怕见人和与人交流，心慌气短等症状也越来越频繁和严重，而且经常心跳非常快，总是感到焦虑、紧张、别人一大声说话就容易感到烦躁。去医院做过心脏彩超、24 小时动态心电图、肺部 CT、磁共振等均没有发现太大的问题，陆陆续续吃了很多药，病情还是反反复复，时好时坏。刘先生上中医院检查，被诊断为"心悸"。

1. 心悸，究竟是什么感觉

《说文解字》言"悸，心动也"。本义为心惊肉跳。心悸是一种自觉心脏跳动的不适感、心慌感。轻者只在发作时感到心慌不安，心跳剧烈；严重者整日惶惶不安，持续不解。

在健康人群中，精神紧张、剧烈运动后及饮用咖啡、白酒后会感到短暂的心慌悸动感，一般可以耐受，无须处理休息后缓解，属于生理性心悸。

而病理性心悸，或有器质性心脏病，如冠心病、扩张型心肌病、心律失常等，或没有器质性心脏病，仅仅感觉到心悸这一种临床表现；这种心悸休息后没有明显缓解，有些人还会越来越重甚至影响生活及工作。

2. 心悸的病因和相关表现

心悸是中医病证名，其发病不外乎外感邪气与内伤正气这两个因素。即肌体阴阳气血失去平衡，气血阴阳亏虚，心失所养；或痰饮瘀血阻滞，心脉不畅，扰动心神，引起以心中急剧跳动，惊慌不安，甚则不能自主为主要临床表现的一种心脏常见病证。也可作为临床多种病症的症状表现之一，如胸痹心痛、失眠、健忘、眩晕、水肿、喘证等。经常伴有胸闷气短、神疲乏力、头晕喘促，不能平卧，以至晕厥。

3. 中医如何辨证施治

（1）心虚胆怯

证候：心悸不宁，善惊易恐，坐卧不安，少寐多梦而易惊醒，食少纳呆，恶

闻声响，苔薄白，脉细略数或细弦。治则：镇惊定志，养心安神。主方：安神定志丸。

气短乏力，头晕目眩，动则为甚，静则悸缓，为心气虚损明显，重用人参，兼见心阳不振，加肉桂、炮附子；兼心血不足，加阿胶、制何首乌、龙眼肉；兼心气郁结，心悸烦闷，精神抑郁，加柴胡、郁金、合欢皮，气虚夹湿，加泽泻，重用白术、茯苓；气虚夹瘀加丹参、川芎、红花、郁金。

（2）心脾两虚

证候：心悸气短，头晕目眩，少寐多梦，健忘，面色无华，神疲乏力，纳呆食少，腹胀便溏，舌淡红，脉细弱。治则：补血养心，益气安神。主方：归脾汤。

若心悸气短，神疲乏力，心烦失眠，五心烦热，自汗盗汗，胸闷，面色无华，舌淡红少津，苔少或无，脉细数，为气阴两虚，治以益气养阴，养心安神，用炙甘草汤加减。气虚甚者加黄芪、党参；血虚甚者加当归、熟地黄；阳虚甚而汗出肢冷，脉结或代者，加附片、肉桂；阴虚甚者，加麦冬、阿胶、玉竹；自汗、盗汗者，加麻黄根、浮小麦。

（3）阴虚火旺

证候：心悸易惊，心烦失眠，五心烦热，口干，盗汗，思虑劳心则症状加重，伴有耳鸣，腰酸，头晕目眩，舌红少津，苔薄黄或少苔，脉细数。治则：滋阴清火，养心安神。主方：黄连阿胶汤。

肾阴亏虚、虚火妄动、遗精腰酸者，加龟甲、熟地黄、知母、黄柏，或加服知柏地黄丸，滋补肾阴，清泻虚火。阴虚而火热不明显者，可改用天王补心丹滋阴养血；养心安神。心阴亏虚、心火偏旺者，可改服朱砂安神丸养阴清热、镇心安神。

若阴虚夹有瘀热者，可加丹参、赤芍、牡丹皮等清热凉血，活血化瘀。夹有痰热者，可加用黄连温胆汤，清热化痰。

（4）心阳不振

证候：心悸不安，胸闷气短，动则尤甚，面色苍白，形寒肢冷，舌淡苔白，脉虚弱，或沉细无力。治则：温补心阳，安神定悸。主方：桂枝甘草龙骨牡蛎汤。

大汗出者，重用人参、黄芪，加煅龙骨、煅牡蛎、山茱萸，或用独参汤煎服；心阳不足、寒象突出者，加黄芪、人参、附子益气温阳；夹有瘀血者，加丹参、赤芍、桃仁、红花等。

（5）水饮凌心

证候：心悸，胸闷痞满，渴不欲饮，下肢水肿，形寒肢冷，伴有眩晕，恶心呕吐，流涎，小便短少，舌淡苔滑或沉细而滑。治则：振奋心阳，化气利水。主方：苓桂术甘汤。

兼见恶心呕吐，加半夏、陈皮、生姜皮和胃降逆止呕；尿少肢肿，加泽泻、猪苓、防己、大腹皮、车前子利水渗湿；兼见水湿上凌于肺，肺失宣降，出现咳喘，加杏仁、桔梗以开宣肺气，葶苈子、五加皮、防己以泻肺利水；兼见瘀血者，加当归、川芎、丹参活血化瘀。

若肾阳虚衰，不能制水，水气凌心，症见心悸，咳喘，不能平卧，水肿，小便不利可用真武汤，温阳化气利水。

（6）心血瘀阻

证候：心悸，胸闷不适，心痛时作，痛如针刺，唇甲青紫，舌质紫暗或有瘀斑，脉涩或结或代。治则：活血化瘀，理气通络。主方：桃仁红花煎。

胸部窒闷不适，去生地黄之滋腻，加沉香、檀香、降香利气宽胸。胸痛甚，加乳香、没药、五灵脂、蒲黄、三七粉等活血化瘀，通络定痛。兼气虚者，去理气之青皮，加黄芪、党参、黄精补中益气。兼血虚者，加何首乌、枸杞子、熟地黄滋养阴血。兼阴虚者，加麦冬、玉竹、女贞子滋阴。兼阳虚者，加附子、肉桂、淫羊藿温补阳气。兼挟痰浊，而见胸满闷痛，苔浊腻者，加瓜蒌、薤白、半夏理气宽胸化痰。

心悸由瘀血所致，也可选用丹参饮或血府逐瘀汤。

（7）痰火扰心

证候：心悸时发时止，受惊易作，胸闷烦躁，失眠多梦，口干苦，大便秘结，小便短赤，舌红苔黄腻，脉弦滑。治则：清热化痰，宁心安神。主方：黄连温胆汤。

可加栀子、黄芩、瓜蒌，以加强清火化痰之功。可加生龙骨：生牡蛎、珍珠母、石决明镇心安神。若大便秘结者，加生大黄泻热通腑。火热伤阴者，加沙参、麦冬、玉竹、天冬、生地黄滋阴养液。

重症心悸时应予心电监护，中西药物综合抢救治疗，常用的中药抢救措施有：①脉率快速型心悸可选用生脉注射液静脉缓慢注射，或静脉滴注，也可用强心灵、福寿草总苷、万年青苷，缓慢静脉注射；②脉率缓慢型心悸可选用参附注射液或人参注射液缓慢静脉注射或静脉滴注。

4.怎样预防与调适

适当运动使全身气机舒展，避免过劳，规律作息使紧张压力得到缓解，保持情志调畅、积极乐观，规律饮食，以防过饱过饥，适应四季天时，避免邪气等是预防本病的关键。积极治疗胸痹心痛、痰饮、肺胀、喘证及痹病等，对预防和治疗心悸发作具有重要意义，具体措施如下。

1）适当练习八段锦中"摇头摆尾去心火"和五禽戏的"猿戏"以及二十四节气导引养生"夏季节气的动作"。

2）不宜过度劳累，生活尽量规律。

3）保持精神乐观，情绪稳定，坚持治疗，坚定信心。避免惊恐刺激及忧思恼怒等。

4）生活作息要有规律。饮食有节，宜进食营养丰富而易消化吸收的食物，宜低脂、低盐饮食，忌烟酒、浓茶。

5）轻症可从事适当体力活动，以不觉劳累、不加重症状为度，避免剧烈活动。重症心悸应卧床休息，还应做好急救准备。

六、脑卒中——男子突发偏瘫失语，脑卒中离我们有多远

46 岁的龚先生，在家中看电视时突然右侧肢体乏力、言语不利，遂呼叫救护车送至医院急诊。急诊科医生查看患者后考虑为中风，立即启动脑卒中绿色通道。完善头部 CT 检查后，排除了颅内出血，颅内大血管也未见明显闭塞，考虑患者为急性脑梗死，与家属沟通后行静脉溶栓治疗。1 小时溶栓结束后，患者右侧肢体从完全不能抬离床面恢复到接近正常，言语也由之前的含糊不清恢复到可正常交流，随后被送往神经内科病房继续治疗。

1. 什么是脑卒中

脑卒中俗称中风，包括缺血性脑卒中（脑梗死）和出血性脑卒中（脑实质出血、脑室出血、蛛网膜下腔出血）。根据世界卫生组织定义，脑卒中指多种原因导致脑血管受损，灶性（或整体）脑组织损害，引起临床症状超过 24 小时或致死。具有发病率、致残率、复发率和死亡率高的特点。脑卒中是中国居民第一位死亡原因。缺血性卒中占所有卒中的 75%～90%，出血性卒中只占 10%～25%。

急性脑梗死是脑卒中的一种，其治疗的关键在于尽早开通闭塞血管，及时恢复脑血流。目前被证实有效的治疗方法主要是 4.5 小时内静脉 rt-PA 溶栓和血管内取栓治疗，静脉溶栓有严格的 4.5 小时时间限定，而血管内治疗经过评估可以延长至 24 小时甚至更长。

目前，许多大型综合性三甲医院已开展急性脑梗死急诊取栓治疗、动脉瘤介入栓塞术、动脉瘤开颅夹闭术、血管狭窄支架植入术、血管慢性闭塞开通术、脑出血钻孔引流术、脑出血显微镜下血肿清除术等治疗方式。此外，中医针灸、康复为某些医院传统治疗特色，中西结合治疗脑卒中，效果尤佳。

2. 如何快速识别脑卒中

"中风 120" 口诀是一种适用于民众的迅速识别脑卒中和即刻行动的策略。"1" 代表 "看到 1 张不对称的脸"；"2" 代表 "查两只手臂是否有单侧无力"；"0" 代表 "聆（零）听讲话是否清晰"。

如果通过这三步观察怀疑患者是脑卒中，可立刻拨打急救电话 120。时间就是大脑，时间就是生命。及时发现脑卒中的早期症状极其重要，越早发现，越早治疗，效果也就越好。患者在发病后立即送达具有救治能力的医院，得到规范的治疗，可增加恢复的机会，提高生活质量。

3. 脑卒中后遗症康复常见误区

脑卒中后遗症的发生，会给患者朋友的日常生活带来极大不便。脑卒中临床最主要的表现，是神志障碍和运动、感觉及语言障碍。经过一段时间的治疗，除神志清醒外，其余症状依然会不同程度地存在。这些症状，称为后遗症。脑卒中后遗症康复过程中有些常见误区，需要注意避免。

误区一：脑卒中早期要卧床静养。不少脑卒中患者及其家属认为，早期应该在床上卧床静养，减少活动，以至于患者拖到病后一两个月，甚至 3 个月后才开始进行康复治疗。临床实践证明，康复做得越早，后期的效果就越好。病情稳定之后，患者就可以在医生的指导下，尽早开展康复锻炼。

长期卧床静养，极易发生静脉血栓、肌肉萎缩、关节挛缩、压疮等一系列并发症，不但增加患者的痛苦，也加大了医疗支出。

误区二：康复训练就是活动胳膊、拉拉腿。事实上，康复训练并没有想象的那么简单。

康复训练必须在专业医生指导下，根据脑卒中后的不同功能障碍，结合每个患者的具体情况具体分析，然后制订有针对性的治疗方案，按步骤进行训练，具体可以精确到每块肌肉，每一个动作的训练。

误区三：训练强度越大，恢复越快。脑卒中后的训练，并不都是强度越大越好，越积极越好，而是要有步骤、有计划地进行。例如，一个80岁的老伯做康复治疗时，就不能对其要求太高，还要充分考虑到他的神智、精神状态、理解能力、心肺功能等。

误区四：下地走路越早，恢复就越快越好。恢复步行能力，是大多数脑卒中患者及其家属迫切的要求，也是治疗的重要目标之一，但并不是练习走路越多越好。很多脑卒中患者走路时身子是歪的，腿像个钟摆式画圈，就是因为早期操之过急，没有在正规康复治疗下循序渐进造成的。如果没有达到下地走路的标准，不具备条件，除了造成姿势的异常，还可能造成踝、膝关节的损伤。

误区五：只关注身体，忽视了患者的心理。脑卒中对一个人的精神打击是很大的，很多患者常常会因为脑卒中而抑郁。据统计，40%～70% 的脑卒中患者，都会或多或少地出现认知障碍、焦虑、抑郁、性格改变等问题，如果家属不及时察觉和干预，不仅严重影响康复的效果，也明显降低患者的生存质量。因此，在康复过程中，不仅要认真考虑患者的肢体功能障碍，还要充分考虑患者的心理和认知上的问题。

七、偏头痛——忍忍就过去了？偏头痛需及早治疗

"哎呀，医生，我头痛得都不想活了，尤其是这左半边，您快帮我想想办法吧！"这是神经内科门诊遇到的头痛患者经常说的话，头痛也是神经内科门诊常见病之一。

一项"中国头痛流行病学调查"结果显示，在中国 18～65 岁人群中，单是原发性头痛的发病率就高达 23.8%，也就是说近 1/4 的中国人曾经或者正在遭受头痛困扰。而临床中最常见的头痛就是偏头痛。

除了难以忍受的剧烈头痛以外，有一部分患者偏头痛发作起来还会恶心欲呕吐、怕光、怕声音，难受到撞墙。

更可怕的是，此病缠绵不愈，很难根治，极大地影响正常的生活和工作。

1. 折磨人的偏头痛，到底是怎么回事

偏头痛是反复发作的一种搏动性头疼，是世界第三大常见疾病，世界卫生组织将它列为第七位致残性疾病。全球范围内受其困扰的男女比例为 6% 和 18%，并且有遗传倾向，60% 的偏头痛患者都有家族遗传。

偏头痛不单单是一种痛的临床症状，而是有一系列完整的临床演变过程，由发作前期（又称前驱期）、先兆期（头痛开始前 15～30 分钟）、头痛期，头痛后期这 4 个转化阶段组成。

1）前驱期。症状具有非特异性，容易被忽视。如打哈欠、情绪异常、对光或声敏感性的改变、颈部肌肉僵硬以及疼痛和莫名的疲劳感等。

2）先兆期。视觉症状最为常见，如畏光、眼前闪光、火花或复杂视幻觉以及视野缺损、暗点、偏盲或短暂失明。常为双眼症状。另外还可出现偏身麻木、轻偏瘫、语言障碍等缺损或刺激症状。先兆大多持续 5～60 分钟，不同先兆可以接连出现。

3）头痛期。典型的头痛多位于一侧，逐渐加重至中重度，常在先兆开始消退时或者与先兆同时出现。疼痛多始于一

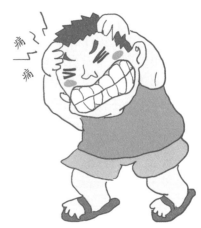

侧眶上、眶后部或额颞区，逐渐加重而扩展至半侧头部，甚至整个头颅及颈部。头痛多为搏动性，呈跳痛或钻凿样，程度逐渐加重，发展成为持续性剧痛，常伴有恶心、呕吐、畏光、畏声。一次发作可持续 4~72 小时，通常睡觉后头痛可有明显缓解。

4）头痛后期。最常见的症状表现为疲惫感、注意力集中障碍、颈部酸困僵硬等。

可见，饱受偏头痛困扰的人不在少数，还可能代代相传。在起初，由于某些原因头疼症状较轻，往往得不到重视，随着时间的流逝，症状加重了，再去想方法就比较晚了。因此，大家一定要重视偏头痛的防治。

2. 偏头痛的类型

（1）无先兆偏头痛

最常见的偏头痛类型，占到偏头痛的 80%。它毫无预兆，说来就来。

发作期典型特征是单侧搏动性头痛，中度或重度头痛，伴恶心、呕吐、出汗、畏光、畏声等症状，睡眠和休息可以缓解。

（2）有先兆偏头痛

在头痛前有先兆症状，视觉先兆最为常见，多为暗点、闪光和黑蒙，部分有短暂的单眼盲或双眼的一侧视野偏盲。

其他可有思睡、烦躁和偏侧肢体感觉或运动障碍。

先兆症状持续 10~20 分钟，在头痛即将出现之前发展到高峰，消失后随即出现搏动性疼痛（多为一侧性，也可为双侧或交替性）。

3. 诱发偏头痛的因素

1）内分泌因素。女性来月经的时候、排卵的时候，口服避孕药的时候，激素水平一波动，偏头痛就来了。

2）饮食因素。饥饿或饱食、饮酒、吃巧克力、含酪氨的食物（成熟奶酪、腌制品、熏制品、发酵食品等）、含咖啡因的食物（咖啡、茶、功能性饮料等）、柑橘类水果、刺激性食物等。

3）心理因素。压力太大、精神焦虑、紧张、生气等情绪刺激。

4）药物因素。服用扩张血管药物如硝酸酯类、利血平等可能出现偏头痛。

5）睡眠因素。睡太少、睡太多、低头玩手机、趴着玩手机、侧躺玩手机。

6）遗传因素。60% 的偏头痛患者都有家族性。

7）外部因素。噪声、强光刺激（如暴晒）、较大温差、特殊气味（尤其是汽油、酒精、油漆等刺激性气味）。

4. 得了偏头痛怎么办

（1）急性期治疗原则

偏头痛急性期药物治疗的目的是快速、持续镇痛，减少头痛再发生，恢复患者的正常生活。

药物的选择应根据头痛的严重程度、伴随症状、既往用药情况及患者的个体情况而定。

（2）特异性药物的选择

特异性药物主要为曲坦类、麦角胺类及降钙素基因相关肽受体拮抗剂。

曲坦类在头痛任何时期应用都有效，但越早应用效果越好。不同曲坦类药物在疗效及耐受性方面略有差异。对某个个体患者而言，一种曲坦无效，可能另一种曲坦有效；一次无效，可能另一次发作有效。

由于曲坦类药物疗效和安全性优于麦角类，故麦角类药物仅作为二线选择。麦角类有作用持续时间长、头痛复发率低的特点，故适于发作时间长或经常复发的患者。

（3）非特异性药物的选择

非特异性药物主要为非甾体抗炎药（NSAIDs）如阿司匹林、布洛芬、萘普生及其复合制剂等，有严重的恶心和呕吐时，应选择胃肠外给药。同时，甲氧氯普胺、多潘立酮等止吐和促进胃动力药物不仅能治疗伴随症状，还有利于其他药物的吸收和头痛的治疗。

为预防药物过量性头痛，单纯NSAIDs制剂的使用在1个月内不能超过15天，麦角碱类、曲坦类、NSAIDs复合制剂则不超过10天。

（4）预防性治疗

预防性治疗的目的是降低发作频率、减轻发作程度、减少失能、增加急性发作期治疗的疗效。

存在以下情况者，需要考虑预防性用药。

1）偏头痛发作会使生活质量、工作和学业严重受损。

2）每月发作频率2次以上。

3）急性期药物治疗无效或患者无法耐受。

4）存在频繁、长时间或令患者极度不适的先兆，或为偏头痛性脑梗死、偏瘫性偏头痛、伴有脑干先兆偏头痛亚型等。

5）连续2个月，每月需使用急性期治疗6~8次以上。

6）偏头痛发作持续72小时以上患者。

预防性用药建议第一线为β受体阻滞剂，第二线为抗癫痫药物、钙通道阻滞剂和三环抗抑郁药。

预防用药必须由小剂量开始，并缓慢增至有效剂量，减少不必要之副作用及不良耐受性。

治疗偏头痛一般需持续 6 个月，待治疗改善后逐渐减药和停药。

用药期间必须注意患者的复发率。

如停药后头痛频次增加，可再重复先前治疗。

当治疗效果不显著时，有时是剂量不足，因此最好有 3 ~ 4 周的调整剂量及观察期。

（5）非药物治疗

针对无/有先兆偏头痛的急性发作期和间歇期，除了药物治疗，偏头痛的治疗在一定程度上也可通过非药物来控制，如调整生活方式、针灸疗法、放松训练、热生物反馈结合放松训练、肌电反馈和认知行为疗法也有很好的证据支持它们在偏头痛预防中的应用。

由卵圆孔未闭导致的年轻患者的头痛，可以考虑卵圆孔封堵术。

慢性偏头痛也可考虑采用肉毒素注射等方法进行神经阻滞达到止痛效果。

5. 对待偏头痛这两种大可不必

（1）过于焦虑

很多人遇到之后担心疾病恶变，或者有继发的原因到处就医，查不出器质性病变反而更焦虑。做过多不必要的检查，尝试各种偏方，希望不惜一切代价彻底斩断。其实大可不必。

（2）过于随意

也有一些人，每次发作均以止痛片缓解，最终导致药物过量，或者不能改善生活方式，例如明明饮酒会引起头痛，仍然不能戒酒。

正确做法是，如果经常发作偏头痛，需要细细观察引发头痛的某种因素，如气味、声音、光线、食物、药物等，得通过改善生活方式避免。发作期以休息静养为主，合理用药。

偏头痛是目前无法根治但可以有效控制的疾病，偏头痛造成严重的健康和经济负担。大约 38% 的发作性偏头痛患者可以从预防性治疗中获益，但只有不到 13% 的患者服用预防性药物。应保持健康的生活方式，学会寻找并注意避免各种头痛诱发因素，记头痛日记，对帮助诊断和评估预防治疗效果有重要意义。

八、癫痫——长期熬夜致癫痫发作，怎样正确应对

25 岁的刘女士从事计算机编程工作，因为工作需要经常加班，逐渐形成了熬夜的习惯，每天不加班也要玩手机玩到凌晨 2—3 时甚至 4—5 时才睡觉。不久前刘女士出现了多次突发意识不清、牙关紧闭、全身抽搐、口吐白沫，每次发作半个小时左右，醒后如常。家人立即将她送往医院就诊，经过详细询问病史和脑电图检查，最后诊断为癫痫。经过规律的药物治疗，目前刘女士病情控制得不错。医生提醒，虽然长期熬夜与癫痫发作并没有直接关系，但熬夜会诱发癫痫发作。刘女士的母亲有癫痫病史，刘女士存在癫痫隐患但并未发作，长期熬夜让首次发作时间提前了。

据统计，癫痫不仅在中国乃至世界范围内都已经日益成为备受关注的严重公共卫生问题和社会问题之一。中国最新流行病学资料显示，国内癫痫的总体患病率为 0.7%，约有 900 万的癫痫患者，其中 600 万是活动性癫痫患者，同时每年新增加癫痫患者约 40 万。其中有 40.6% 未治疗，35.4% 的患者治疗不正规。由于人们对癫痫病缺乏正确认识和传统习俗影响，加上医疗资源匮乏和分布不均，特别是边远农村地区诊疗水平有限，大多数癫痫患者得不到合理有效的治疗，使癫痫病存在很大的"治疗缺口"。癫痫已经成为神经科最常见的疾病之一，而且是严重影响患者身心健康和生活质量的慢性疾病。然而它又是可以控制发作、以至治愈的神经科疾病。国内外临床研究表明，癫痫患者经过正规的抗癫痫药物治疗，约 70% 的患者发作是可以得到良好控制的，其中 50%~60% 的患者经 2~5 年的治疗可以痊愈，患者可以和正常人一样地工作和生活。

癫痫是一种可由多种病因引起的慢性脑部疾病，以脑神经元过度放电导致反复性、发作性和短暂性的中枢神经系统功能失常为特征。异常放电的位置不同及波及的范围差异，导致患者的发病形式不一，临床表现丰富多样，可表现为感觉、运动、意识、精神、行为、自主神经功能障碍或兼有之。突然发作的意识障碍、四肢抽搐、双目上视、口吐白沫、大小便失禁为我们常说的癫痫大发作，即全面强制 - 阵挛发作。部分患者可仅表现为单个肢体的抽搐、感觉异常。

1. 警惕癫痫发作的几个早期症状

有些患者在发作前，会有一些特殊感觉或其他警示征兆，随后明显发作才出现。我们把这种感觉或征兆称之为先兆，实际上先兆本身就是一种发作，或者发作开始的那部分。

（1）视觉先兆

看到运动或静止的光圈、黑点、光点、火星等，而在这之前没有这种情况。

（2）嗅觉先兆

本来没有的味道，会突然感觉袭鼻而来，如烧焦的橡胶味、硫酸、腥味等难闻刺鼻的味道。建议出现这种情况，问一下身边的人有没有同样的经历。

（3）躯体感觉先兆

躯体突然地出现麻木、刺痛的感觉，有时还会有感觉缺失的症状，但具体是什么也说不上来。

（4）听觉先兆

耳边会出现有鸟叫、虫子叫、机器声或者铃铛声等，而实际上根本没有这些声音的存在。

（5）味觉先兆

本来熟悉的味道，就变得不一样，总有不舒适的味道在嘴里。

（6）精神性先兆

出现幻觉、错觉，以为看到了某样东西从眼前过，或者某种场景是生活中出现过的，但是实际上是不存在的。

（7）情绪先兆

莫名其妙地出现焦躁、恐慌不安、压抑的心情，这也是最让人担心的一种。如果出现了，会让旁边的人觉得患者有些神经质。

2. 关于癫痫的几个认识误区

（1）会通过日常接触传染

特发性癫痫或由外伤、脑血管疾病、脑肿瘤等引起的癫痫，这类情况不会传染。继发于病毒、细菌等导致颅内感染的癫痫患者，其携带的病原微生物有传染可能，但癫痫本身并不会传染。"走出阴影，战胜偏见"，癫痫就像高血压、糖尿病一样，属于慢性疾病，需要长期治疗，它不是不可告人或可耻的病，不会传染给他人。让我们向癫痫患者伸出支持和关爱的手，帮助他们回归家庭与社会。

（2）母亲有癫痫，小孩一定会遗传

某些癫痫与遗传因素有关，但大多数的癫痫是后天获得性的非遗传性疾病，例如外伤、脑血管疾病、脑炎、脑肿瘤等，因此癫痫患者的子女只有不到 5% 左右会发生癫痫。但从安全角度考虑，女性癫痫患者应在计划怀孕前进行遗传优生咨询，在癫痫控制无发作半年以后怀孕，并应规律进行产前检查。

（3）抽搐就是癫痫

抽搐是癫痫的主要症状，但不是癫痫的特有症状。其他疾病也会出现抽搐症状，例如癔病、低钙手足搐搦、高热惊厥、低血糖抽搐等。而有些癫痫并没有抽搐症状，如失神发作、失张力发作、感觉性发作、精神性发作、自主神经性发作等。

（4）癫痫患者不能参加工作

癫痫患者是可以参加工作的，但要避免危险系数较高的工作，比如：车辆驾驶，高空作业，机械操作，接触水、火、电等危险工作，工作环境应避免接触强噪音、强体力、强刺激等危险环境，避免过度劳累和睡眠不足。

（5）癫痫是不治之症，必须终身服药

癫痫是一种慢性脑部发作性疾病，在治疗上有一定的难度。但随着抗癫痫药物的不断研发及癫痫外科手术的进步，绝大多数癫痫患者的病情是可以得到控制，甚至是可以治愈的。大多数癫痫患者3～5年不发作可以在医生的指导下减药，最终停药。是否停药需要医生和患者共同商量决定。患者要遵医嘱服药，禁止自行突然停药。患者突然停药危害性很大，可能引起癫痫发作或者癫痫持续状态。

3. 生活中，癫痫患者这样做

1）饮食上清淡、低盐低脂、适量蛋白、高维生素饮食，戒烟酒，忌暴饮暴食，限制钠盐的摄入（＜3g/d），因为钠盐潴留会加重脑水肿。

2）减少精神刺激、感觉刺激，避免强烈的声、光刺激，尽量不去歌舞厅、游戏厅；禁食对味觉、嗅觉刺激强烈的食物，如芥末、辣椒等；禁忌游泳；蒸桑拿、洗澡时间不宜过长，以防过度缺氧诱发癫痫发作。

3）改变不良生活习惯：规律进食和睡眠，避免熬夜，避免过度劳累，注意预防感冒。

4）外出时随身携带写有姓名、住址、家属联系方式和病史的个人资料，以备发作时及时联系与处理。

5）在职业选择上不适于从事驾驶员、高空作业、车工（操作机器、大型机电）、有强光电刺激、生活不规律、经常外出出差的职业。

6）严格按照医生医嘱用药，规律服药。切勿相信江湖郎中所谓的灵丹妙药，应去正规医院，寻求规范诊疗方案。避免近亲结婚和生育，优生优育。癫痫患者和有明确家族史者是否生育应听从医生指导。

4.遇到癫痫发作，如何紧急应对

（1）保持镇定，从容处理

首先应该意识到癫痫一旦开始发作，想让发作中止几乎是不可能的。把抽搐交给时间，3~5分钟后大部分发作会自然停止。

（2）加强保护，避免伤害

避免跌伤、烫伤、误伤，移开所有可能伤害患者的坚硬或锐利物品。引导发作的患者远离马路、水边、火边等危险场所。

（3）注意呼吸，防止误吸

发作终止后，将患者头偏向一侧或者侧卧，解开衣领，取出义齿，清除口鼻腔分泌物，保持其呼吸道通畅；不要喂水、喂药，以免呛咳误吸。

（4）减少刺激，避免按压

减少对患者的不良刺激；不要强行放置物品至口中，不要掐人中，不要尝试扶患者站立、坐起、不要按压患者的四肢以免骨折。

（5）守护患者，直至清醒

不要着急打电话，不要离开患者，要等患者完全清醒后才能离开。

（6）拒绝围观，尊重患者

2~3人协助解决问题即可，拒绝围观：避免给患者造成不必要的心理负担。

（7）认真记录，细心拍照

认真观察患者的发作表现，帮助医生确定诊断和发作类型：注意观察发作时患者的意识状态，面部表情，肢体姿势，眼睛斜视方向，头部偏转方向，是否发音，是否说话等。在确保患者安全的情况下，用手机拍一段角度、光线都适宜的视频，以记录发作过程。

（8）如有必要，及时就医

首次发作，发作时间超过5分钟，连续发作，发作动作终止后患者意识不能恢复，发作过程中受伤，合并心脏病或糖尿病等其他疾病建议及时就医。

九、头晕——头晕不一定是颈椎病，还要警惕这些疾病

"这些天工作比较累，天天用电脑，感觉颈椎病又犯了，头晕晕得不舒服，躺倒床上或者翻个身看东西还打转转。"李女士最近很烦恼，工作上好不容易做出了点成绩，没承想，她的头晕又犯了。李女士认为，自己的头晕是因为劳累引发颈椎病导致的。但是到医院就诊后医生却告诉她，她得的是耳石症，属于眩晕。事实上，头晕/眩晕不一定是颈椎病引起的，两者也是有区别的，很多病都可以导致头晕或者眩晕。

1. 头晕和眩晕是一样的吗

眩晕是人对空间定向的一种运动幻觉，患者不动的时候仍看到周围的东西在动，感觉到一种不能控制的剧烈旋转、摇摆、弹跳感，或者漂浮、要摔倒感。常伴随眼球震颤、身体不稳和迷走神经激惹（恶心、呕吐、大汗、面色苍白）。

头晕则表现为头重脚轻、头昏沉、眼花，一般不伴眼震、倾倒，发作时没有外界环境或自身旋转的感觉。头晕常常呈现一种慢性持续状态，病因比眩晕的病因更复杂。

2. 常见的头晕/眩晕疾病有哪些

（1）常见的眩晕疾病

1）耳石症又称良性阵发性位置性眩晕，是一种与位置改变有关的眩晕，在坐起/躺下/翻身时诱发。眩晕发作剧烈，每次持续时间短暂，一般少于1分钟，但反复发作，常有复发，可采取手法复位治疗。

2）单侧外周前庭病变。这类患者临床表现多样，严重程度不一，轻者表现为一过性头晕，重者表现为持续性眩晕伴呕吐，还有耳鸣、耳闷、听力下降等听力问题。包括前庭神经元炎、梅尼埃病、突聋伴眩晕等。

3）前庭性偏头痛。这类患者多见于女性，有长期偏头痛病史，常有晕车史，多表现为反复的眩晕发作，严重时不能睁眼，不敢动头，畏光、怕吵。

4）脑干、小脑病变。属于中枢性眩晕，临床误诊风险高，易与耳石症、前庭神经元炎混淆，常见于有动脉硬化危险因素的老年人，所致眩晕一般伴有复视、构音障碍、饮水呛咳、共济失调、麻木无力等阳性神经系统体征。需要及时完善头颅磁共振及脑血管的相关检查，并且根据病情动态复查。

5）颈性眩晕。见于椎动脉型颈椎病，多发生在颈部突然转动后，颈部恢复

中立位后眩晕可消失。可伴有颈肩痛、手臂麻木、头晕等症状。

（2）常见的慢性头晕疾病

1）持续姿势性感知头晕。这一类患者主要表现为持续性头晕、不稳，常由导致急性眩晕、不稳的急性/发作性/慢性前庭综合征及其他神经科、内科、精神疾病所触发。病程在3个月以上。

2）内科疾病导致。心脑血管、消化、呼吸、风湿、内分泌、血液等系统的一些疾病以及中毒等也可能导致头晕。

3）与精神心理因素相关头晕。高度焦虑，有惊恐发作的患者也可出现头晕。

4）肿瘤、外伤等相关头晕。肿瘤、外伤等其他因素导致前庭系统受损尤其慢性期，亦可以发生头晕。

3. 哪些因素可以诱发头晕/眩晕

（1）特异性诱发因素

头部运动、视觉刺激、尖锐声音或咳嗽、压力刺激、打游戏、滑手机、躺下、起床、翻身等。

（2）非特异性诱发因素

过度疲劳、睡眠障碍、情绪及精神心理、饮食（酒、咖啡、浓茶、巧克力、可可、奶酪、高盐食品）、季节等。

4. 眩晕/头晕发生时的注意事项

1）发作时尽量卧床休息，避免声音和光的刺激，尤其需要注意防止跌倒，避免因跌倒造成的伤害（脑出血、骨折、外伤等）。

2）如果伴随剧烈呕吐，可以前往医院应用前庭抑制剂、止吐剂减轻症状。但这类药物存在不同程度的镇静作用，会抑制前庭中枢代偿机制的建立，所以需要避免长时间应用。另外，还要注意预防因剧烈呕吐造成的脱水、低血糖和心律失常等。

5. 头晕/眩晕如何预防

1）注意对可能的诱发因素进行预防（避免长时间站立、坐卧或突然站起及快速头动，回避强光、噪声），积极控制相关危险因素（高血压、高血糖、高血脂等），日常活动减轻、减慢动作。

2）修正生活中的不良习惯。保持作息规律，避免熬夜；避免寒冷刺激，预防感冒。

3）选择适当的运动方式锻炼身体，脑力与体力活动相结合，走步锻炼、跳舞、太极拳、八段锦等均是较好的锻炼形式。

4）合理膳食。前庭性偏头痛及梅尼埃病患者应注意低盐膳食，避免过量饮酒、饮茶，少饮咖啡、可可。耳石症患者则可适量补充维生素 D 及钙。

5）心理疏导及中西医结合治疗。保持积极向上、乐观健康的生活状态，积极参与社交活动，消除负面的精神、压力、情绪和心理因素的不利影响。当伴有焦虑、抑郁等精神心理障碍和睡眠障碍，自身难以调整时，及时寻求医护人员的帮助。通过心理疏导、中医针灸、推拿、前庭物理治疗、前庭康复训练等预防眩晕发作。

十、周围神经病——咳嗽、拉肚子后四肢乏力，要警惕急性周围神经病

"医生，我半个月前拉肚子，有点咳嗽发热，这些天觉得四肢乏力，行走不便，还觉得双脚有点麻木，走路有踩棉花样感觉。"王某一直身体很好，20多岁又爱好体育，感冒以后一直觉得不舒服，走路都乏力，喜爱的运动参与不了，非常烦恼，也很焦虑，因此来就诊。门诊体格检查发现：四肢肌力下降，腱反射消失，病理征阴性，拟考虑急性吉兰-巴雷综合征收住入院治疗，经过神经内科肌电图、脑脊液检查等明确诊断为急性吉兰-巴雷综合征，给予丙种免疫球蛋白静脉注射及中医药、针灸康复系统治疗，患者肢体乏力症状很快缓解，恢复正常生活。

1. 什么是周围神经病

周围神经病就是人的四肢及面部等位置周围神经发生了病变，导致神经失用，患者出现感觉障碍及运动障碍，表现为肢体麻木、疼痛或者活动不遂等症状。

它可以是多发周围神经损害，也可以是单神经损害；根据损害部位不同，它分为神经元神经病、神经根神经病、神经丛神经病、外周周围神经病。

2. 周围神经病包括哪些病

常见的多发性周围神经病有：糖尿病多发周围神经病、酒精中毒性周围神经病、尿毒症性多发周围神经病等，少见的有吉兰-巴雷综合征、副肿瘤综合征、腓骨肌萎缩症、遗传压力易感性多发周围神经病、多颅神经炎、痛性周围神经病等。

常见的单神经病：有面神经炎、三叉神经痛、枕大神经痛、星期六麻痹、腕管综合征、肘管综合征、腓总神经损伤等。

3. 周围神经病常有哪些表现

1）肢体感觉酸、麻、胀、痛、木。

2）肢体瘫痪痿软。

3）肌肉不自主跳动或蠕动、色素沉着、皮肤脱屑等。

4）肢体肌肉萎缩（慢性期）。

4. 周围神经病变常见的原因有哪些

常见病因：外伤（如刀割伤）、慢性劳损、感染，但周围神经病变病因复杂，

代谢病、肿瘤、遗传病、变性病、中毒等原因都可以引起，并且易受多种疾病交叉影响，部分周围神经病变属疑难病和少见病，需系统检查，专科医生仔细鉴别方能诊断。

5. 患周围神经病变注意事项有哪些

1）早诊断，尽早完善肌电图。部分周围神经病变起病隐匿，症状反复，早诊断困难。比如：中老年女性最常见的腕管综合征，手指麻木夜间多发，晨起甩手症状能减轻或缓解，早期患者多不重视，症状严重时患者常担忧是否是颈椎病、脑卒中，反复多处就医，该病在肌电图室检查又快又好，既能明确诊断和严重程度，又没有任何副作用。

2）周围神经病变病因多，应进一步明确病因诊断，早治疗。比如：急性周围神经病变病因多易明确，但慢性周围神经病变多病因复杂，可能由肿瘤、中毒、遗传、代谢异常等引起，需系统检查明确病因。

3）周围神经病变可以导致瘫痪等后遗症，应尽早康复以促进肢体功能恢复。

十一、痤疮——做好这几点，拯救"红脸蛋"

17 岁的小黎进入青春期后脸上开始反反复复长痘痘，又痒又痛，还有挥之不去的玫瑰红，让人烦恼不已。上医院一看，医生诊断这是痤疮，也就是俗称的"青春痘"。小黎和几个有同样烦恼的闺蜜，经常交流有些什么祛痘小妙招，可是青春痘反反复复，效果并不明显。炎炎夏日来临，与阳光和高温一同到来的，还有脸上那越来越触目惊心的青春痘，既妨碍美观又影响生活，那么我们该如何正确面对痤疮呢？

1. 什么是痤疮

痤疮是毛囊皮脂腺单位的一种慢性炎症性皮肤病，主要好发于青少年，对青少年的心理和社交影响很大，但青春期后往往能自然减轻或痊愈。临床表现以好发于面部的粉刺、丘疹、脓疱、结节等多形性皮损为特点。

2.15～30 岁为多发人群

痤疮，以寻常痤疮、月经期痤疮最为常见，另外还有聚合性痤疮、爆发性痤疮、婴儿痤疮、药物性痤疮、化妆品痤疮等其他特殊类型的痤疮。

寻常痤疮好发于颜面部、胸、背部，15～30 岁的青少年为多发人群。皮损初期为与毛囊一致的圆锥形丘疹粉刺，分为开放性的黑头粉刺和闭合性的白头粉刺，同时伴有炎症损害，如炎性丘疹、脓包、结节、囊肿等。一般局部无自觉症状，少部分患者可有轻微痒、痛，病情时轻时重，呈慢性经过，可遗留色素沉着、瘢痕。月经前痤疮是指女性在经前发生痤疮或痤疮加重，主要与月经来潮前女性体内雌激素水平下降，雄激素水平相对增高有关。

3. 痤疮的影响因素有哪些

（1）遗传因素

痤疮存在遗传易感性。部分痤疮患者还具有家族聚集性，约 1/4 的痤疮患者有家族史。

（2）精神因素

压力是痤疮常见的诱发和加重因素，内心压力感大的人，更易患痤疮，同时使得已患病的痤疮患者面部潮红加剧；此外，部分痤疮患者也伴有焦虑、抑郁等。

（3）肥胖

肥胖可能通过促进炎症因子的表达和 / 或通过影响血管的功能及结构促进痤疮患者的血管扩张，从而增加痤疮发病的风险。

（4）紫外线

痤疮患者一旦日晒暴露时间较长，脸部就发红发烫得厉害。这是因为紫外线可通过激活免疫及神经血管功能紊乱等促进玫瑰痤疮的炎症反应。

（5）微生物感染

在痤疮患者中，蠕形螨感染率较面部健康者明显升高。毛囊蠕形螨主要寄生在毛囊和皮脂腺，当螨虫在分解上皮蛋白及皮质为自身提供营养物质的同时，其分解产物可导致毛囊周围的炎症反应。

（6）饮酒

酒精可通过诱导血管扩张、促进炎症因子的释放，参与痤疮的发病或加重病情。

4. 痤疮的日常护理

痤疮对温度特别敏感，高温或者温差骤然变化都可能加重，所以夏天是"红脸蛋"的高发期。避免在高温场所逗留，需注意使用防晒帽、防晒伞等，尽量减少皮肤温度升高。

痤疮患者在日常生活中应该尽量避免饮酒、咖啡等兴奋类食物。过辣的食品、高脂肪、高热量的食品也尽量避免或少吃。多吃新鲜的水果、蔬菜等。避免使用刺激性强的护肤品，尽量不要化妆，以免刺激皮肤。

5. 痤疮如何治疗

保持个人卫生，注重日常护理，预防痤疮形成；非炎性皮损以疏通堵塞毛孔，抑制皮脂腺分泌为主；炎性皮损则需要修复皮肤屏障、消炎抑菌、调节皮肤微生物菌群；损容皮损部分对症治疗。

日常护理方面，首先，应勤更换口罩：口罩长期使用会导致其细菌含量增加，提高患痤疮的概率。其次，应注意早晚清洁面部：选择清水或氨基酸类洗面奶，可以去除皮肤表面多余油脂、皮屑和细菌等混合物，但切忌过度清洁，注意控油保湿，外用温和滋润乳液修复皮肤角质层。

此外，应少吃甜食，生活规律，精神放松，合理锻炼，保证充足的睡眠。注意勿用手挤压、搔抓皮损，以免引起炎症扩散和瘢痕。

（1）药物治疗

轻度痤疮可外用维A酸乳膏、阿达帕林凝胶，但要注意避光和防晒。如皮损出现了炎性丘疹或脓疱，可加用抗生素软膏；中重度痤疮可选择口服抗生素、异维A酸、抗雄激素药物；聚合性痤疮和爆发性痤疮可适量使用糖皮质激素。

（2）医美治疗

采用针清、LED红蓝光，可以清除粉刺、脓疱、消炎杀菌；采用果酸、水杨酸、复合酸等化学焕肤，有剥脱角质层，加快表皮层代谢的功能，还可以达到消炎的作用；采用强脉冲光、脉冲染料激光、Q开关激光，可作用于消退痤疮红色痘印，同时激光热能可帮助痤疮达到消炎的作用；采用微针，可以通过针刺刺激和药物导入达到消炎、疏通毛孔、加快代谢等效果；采用非剥脱和剥脱点阵激光，对痤疮瘢痕有很好的疗效；光动力治疗，主要针对聚合性痤疮；皮内注射糖皮质激素，用于治疗瘢痕疙瘩。

（3）中医内调

中医治疗方面，可使用内调和外治相结合的方法。内调方面，根据痤疮类型一般分为肺经风热证，可服枇杷清肺饮；肠胃湿热证，可服茵陈蒿汤；痰湿淤滞证，可服二陈汤和桃红四物汤；冲任不调证，可服逍遥散。

（4）中医外治

中医上可以尝试针刺、放血、火针、耳穴等疗法。这些方法要到医院由专业医生操作进行，且不同症状治疗方式不同，切不可自己盲目尝试，否则容易引发感染。

1）针刺疗法。可选取大椎、曲池、阿是穴、肺俞、四白、颧髎、内庭等主穴，根据不同症状随症配穴。

2）放血疗法。肺俞、大椎、及肩背部阳性反应点（红色或棕褐色疹点）用一次性采血针点刺拔罐放血，少商、尺泽可点刺放血。

3）火针疗法。痤疮结节或囊肿顶部中央、基底部、肺俞、肺俞。速刺速出，皮损较大者，可连续点刺；囊肿者用棉签轻轻挤出囊内物，聚维酮碘或酒精消毒，适用于结节、囊肿性痤疮。

4）耳穴疗法。选取面颊、肺、内分泌、肾上腺、耳尖。

十二、黄褐斑——黄褐斑难缠，不妨试试这个办法

43岁的赵女士自从前几年生完孩子后，脸上黄褐斑特别多，每次出门都得涂很厚的粉底液和遮瑕霜，才敢出门。赵女士试过了各种化妆品和护肤品，结果发现用不用都没什么区别，看不到任何效果。赵女士甚至想过去医美做手术，但是后来看到很多医美的负面新闻，觉得不太安全，价格也不菲，于是一直下不了决心去做。就这样，脸上的"黄褐斑"成了赵女士挥之不去的心病。

1. 什么是黄褐斑

黄褐斑又称肝斑，表现为面部的黄褐色色素沉着。多对称蝶形分布于颊部，也可累及眶周、前额、上唇和鼻部，边缘一般较明显。无主观症状和全身不适。多见于女性，血中激素水平高是主要原因，其发病与妊娠、长期口服避孕药、月经紊乱有关，也见于一些女性生殖系统疾病、结核、癌症、慢性酒精中毒、肝病等患者，日光也可促使发病。男性患者约占10%，有研究认为男性发病与遗传有关。黄褐斑颜色深浅与季节，日晒，内分泌因素有关。精神紧张，熬夜，劳累可加重皮损。

2. 黄褐斑应怎样治疗

由避孕药引起的黄褐斑，应停止服用，但短期内不一定消退。此外，还有以下一些常见治疗方法。

（1）局部治疗

1）外用药物。是最简单、最常用的治疗方法。外用酪氨酸酶抑制剂软膏，如5%氢醌霜、2%~4%曲酸霜及3%熊果苷等。涂搽后都有不同程度的疗效。该类药物为抗氧化剂，易在空气和日光中氧化，应封闭、避光保存。近年有报道使用0.1%维A酸软膏治疗黄褐斑，外用糖皮质激素等也有一定疗效。

2）剥脱疗法。三氯醋酸溶液局部涂搽可使表皮剥脱，而除去色素斑。液氮冷冻治疗可使表皮冷冻坏死后剥离，以除去色素。磨削手术是用磨头将表皮磨去一层，而达到除去色素的目的。术后待创面愈合后涂搽防晒霜等，否则日晒后易于复发。

3）激光或强脉冲光治疗。近来有报道应用光子嫩肤术及应用Q开关激光祛斑术治疗部分黄褐斑患者有效。

（2）全身治疗

维生素 C：为了促进色素减退，可用维生素 C，最好静脉注射。由于日晒与发病或病情加重有一定关系，故应注意防晒，外出时可外搽含避光剂的膏霜类（如5% 二氧化钛霜、5% 水杨酸苯甲酸软膏）或撑遮阳伞等。注意休息，避免熬夜精神紧张。

3. 治疗黄褐斑的中医秘方

长斑主要是身体脏腑阴阳失调、气滞血瘀、失衡等因素引起的局部皮肤色素沉着的临床表现。中药祛斑是中医美容的重要内容之一。桃花的花瓣，收集起来，还是一味大有用处的中药。其味苦，性平和，无毒，具有利尿、通便、活血、美容、消积、祛瘀、镇咳等功效。桃花膏，其适用于黄褐斑、雀斑、黑变病、炎症后色深等症状，能够达到活血化瘀调经，祛斑养颜除皱等效果。服用期间，若遇到感冒发热、咳嗽痰多、胃肠紊乱等急性疾病时，建议暂停服用，待恢复期再服用。经期暂停服用。

注意服用膏方期间少食生冷、油腻、刺激之品；忌食萝卜、莱菔子；不宜与咖啡、浓茶、可乐等含有咖啡因的饮料及牛奶同服。膏方不宜与其他药同时服用，可间隔 1 小时。膏方开封后尽量在 1 个月内服完，并放于冰箱冷藏。

黄褐斑是由多种因素引起的皮肤色素沉着，跟自身的肝气，气血失调以及不良情绪都有关。在张仲景的名方"四逆散"的基础上加减而成的妇科圣药逍遥丸，由生姜、柴胡、薄荷、炙甘草、当归、白芍、白术（炒）、茯苓组成，用于治疗肝郁脾虚，脾失健运之症，也可疏肝解郁，养血调经，从而改善黄褐斑效果明显。

4. 怎样预防黄褐斑

防晒非常重要，因为黄褐斑最怕日晒，日光的暴晒或 X 射线、紫外线的照射过多皆可促发黄褐斑，并使其加剧。甚至室内照明用的荧光灯也因激发紫外线而加重黄褐斑，所以也可以认为黄褐斑是一种物理性损伤性皮肤病。日晒可使黑色素活性增加致使表皮基底层黑素含量增多，黄褐斑形成。应尽量避免长时间日晒，尤其在夏季。

防止各种电离辐射，包括各种玻壳显示屏、各种荧光灯、X 射线设备、紫外线照射仪等。这些不良刺激均可产生类似强日光照射的后果，甚至比日光照射的损伤还要大，其结果是导致黄褐斑加重。

慎用各种有创伤性的治疗，包括冷冻、激光、电离子、强酸强碱等腐蚀性物质，否则容易造成毁容。禁忌使用含有激素、铅、汞等有害物质的"速效祛斑霜"，可导致严重毁容。

戒掉不良习惯，如抽烟、喝酒、熬夜等。多喝水、多吃含有维生素 C 和维生素 E 的新鲜蔬菜和水果，如西红柿、黄瓜、草莓、桃等。忌吃光敏性的食物和药物，注意休息和保证充足的睡眠。保持良好的情绪，精神焕发则皮肤好，情绪不好则会有相反的作用。避免刺激性的食物，刺激性食物易使皮肤老化，尤其咖啡、可乐、浓茶、香烟、酒等，食入越多，老化越快，以致黑色素分子浮在皮肤表面，使黄褐斑扩大及变黑。

第三部分 | 长夏养脾

一、刘春华谈长夏养生

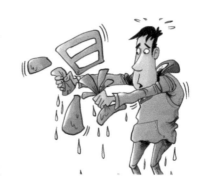

中医养生并非只有四季，夏秋交接之季，也是阴阳交接之时，是为长夏。长夏季节是不仅高温，雨水也偏多，湿较盛，所以说"湿"是长夏的主气。

中医学理论认为，人体五脏与季节相对应，肝属木应春、心属火应夏、肺属金应秋、肾属水应冬，脾属土应长夏，所以有"脾病起于长夏"这一说法。那么为什么脾（胃）在长夏季节这么薄弱呢？

其一，由于长夏天气炎热，腠理大开，人体阳气外泄过多，且贪凉饮冷，以致脾胃虚弱。

其二，脾喜燥恶湿，长夏湿气太重，易伤脾阳，影响其正常功能，导致脾气不畅。

所以在长夏会出现消化不良，胃口变差，神疲乏力，头晕目眩，腹胀，泄泻等情况。因此，长夏期间在养生方面，要以健脾护脾为主。那我们该怎么做呢？

1. 忌潮湿

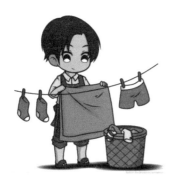

居室一定要做到通风、防潮，可在一天中选择1～2小时将空调开至"除湿"模式，保持室内的空气湿度适中（60%左右为宜）；在阴雨天气，要尽量避免受到雨淋，要注意及时换下湿衣、湿袜等。对水上作业、郊外游玩等人群，要防水湿的入侵，宜适当晒太阳，衣服尽量宽松以利湿气散发。

2. 起居应有律

由于日长夜短，清晨宜早起，此时气温是一天内最低的，可在室外活动身体，以舒展阳气，使气血舒畅。午后烈日炎炎，此时温度最高，可适当午睡。晚上不宜熬夜，因为夏季日照强，人体的褪黑素分泌减少，且夜间气温高，睡眠质量往往下降，因此更应按时早睡，保证身体得到充分休息，才能在盛暑的白天精力旺盛。

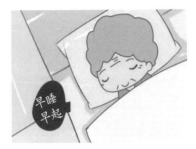

3. 少开空调

现在生活条件越来越好，许多人到了夏天离不开空调，喜欢把温度调得非常低，然而相对于正常的四季循环来说，过低温度的空调环境是违背时令节气的。可适当调高空调温度，以 26℃ 为宜。

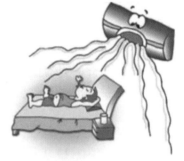

4. 饮食有节

长夏湿邪最易侵犯脾胃的功能，导致消化、吸收功能降低。五味方面，春夏宜酸、苦、咸。酸性收敛，以防暑热亢盛而气阴耗散；苦能泻火，以消暑解热；咸则入肾，以从其根。此外，适当吃辣可以促使人体排汗，排除体内湿气。此外，由于夏季炎热，人们往往贪凉饮冷，损伤脾胃阳气，使湿邪停滞，更加重了脾运化水湿功能的负担，而生姜可起到散寒祛暑、开胃止泻的作用，正如民间谚语所说："冬吃萝卜夏吃姜，不用先生开药方。"

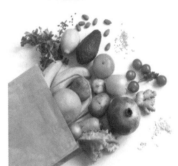

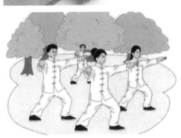

5. 运动需适量

夏季参加适当运动是必要的，通过各种有益的运动来活动筋骨、调畅气血、养护阳气。但要注意在适宜的环境温度中进行运动，一般室内以 23℃~26℃ 为宜。夏季适当的运动有助于身体激发活力、排寒祛湿，但不可一味追求运动强度，户外运动时要慎防中暑，需密切关注身体状况，建议采取的运动方式有游泳、太极拳、瑜伽、步行等。

二、消化道出血——吃退热药引起消化道出血？中医专家紧急提醒

发热了要吃退热药，这是大部分人的常识，但吃药也要注意适量，否则可能引起消化道出血的症状。在新型冠状病毒感染和甲型流行性感冒时期，很多市民家中都备好了布洛芬、对乙酰氨基酚等降温药物以备不时之需。由于治病心切，有人多种药物混搭吃，结果对身体造成伤害。

刘先生就因为发热，在两天多的时间混合服用了超出正常剂量4倍以上退热药物。令他没想到的是，体温是降下来了，但是却出现了腹痛和连续几天便血的症状，就医后被诊断为消化道出血。

那么，混吃药物是怎么对消化道产生影响的？消化道出血会有哪些症状？消化道出血患者日常生活需要注意什么呢？

1. 药物混用易刺激肠胃，消化道疾病患者尤须小心

平时常用的退热药，例如布洛芬、对乙酰氨基酚、阿司匹林等，会给肠道带来一定的刺激，对于过去有过消化性溃疡、消化道出血的患者来说，随意服用感冒退热药，药物成分叠加容易导致急性胃黏膜病变，诱发上消化道出血，还有可能出现恶心、呕吐、腹胀、腹泻等症状。

此外，不正确服用退热药物，给身体带来的影响是多方面的，除了消化道疾病，还有可能引起荨麻疹等皮肤疾病，头痛、眩晕、视物模糊、耳鸣、抑郁、困倦、失眠、水肿等神经系统疾病，以及造成肾功能损害等。因此，有消化道病史的患者尤需注意，在家中用药要科学，最好根据医嘱服药。

2. 消化道出血的症状

消化道出血属于临床常见综合征，通常与多种消化系统疾病有关。如果出现下面的症状，可能提示为消化道出血，建议患者及时就医治疗。

（1）呕血

主要是指食管、胃部、十二指肠等上消化道系统发生的出血，患者可能会表现为呕吐棕褐色或咖啡色液体，部分患者短期内可见血块或鲜红色血样。

（2）黑便

如果上消化道系统或小肠部位发生出血，可能会导致血液中的血红蛋白变成

亚铁，随消化道内容物排出体外后，可呈现黑色外观。这类排泄物常为柏油状，多与消化道溃疡有关。

（3）便血

通常来说，便血属于下消化道出血的常见表现，患者可出现排泄物中伴有血丝或少许血液。不过部分上消化道出血的患者，若出血量较多（>1000mL），可能也会发生便血的情况，主要表现为暗红色血便或鲜红色血便，同时伴有心慌汗出手足湿冷等周围循环衰竭表现。

（4）贫血

如果患者的消化道出血量过多，患者未能及时补充身体所需微量元素及水分，可能会因体液流失过多出现贫血情况，常伴有头晕、乏力、面色发白等表现。

3. 止血与消瘀——消化道出血的治疗原则

消化道出血属中医学的"吐血""便血"范畴，疾病主因可归于"火热熏灼、迫血妄行"和"气虚不摄、血溢于外"两大类。因为中医认为出血是离经之血，离经之血则为瘀血，出血之后瘀阻脉络，瘀血不去则出血难止，所以止血与消瘀为治疗上消化道出血的两大原则。

消化道出血应首先进行相应的抑酸、止血，并尽早行内镜检查，以明确出血原因。出血稳定后可在病因治疗的同时，配合中医药辨证论治改善症状。中药可用大黄白及方，取生大黄粉1份、白及粉3份，按照1∶3的比例混匀，装入胶囊口服或冷开水调服，维持用药直到大便隐血3次转阴。一般认为，用药时间以1~3天为宜，最长不可超过1周，可起到清热、化瘀、止血的良好效用。

此外，在治疗期间，保持清淡饮食，多饮温水，尽可能减轻外物对消化系统的刺激，以免损伤加重。

4. 消化道出血患者在生活中需要注意哪些

（1）饮食禁忌

消化道出血患者在饮食上要严格戒酒，吃少渣易消化的质软的食物，以防食物划破曲张的静脉丛。发生上消化道出血时，患者要禁食。出血停止后2~3天可开始进食，先多次、少量饮一些糖盐水，然后进流食、米汤、藕粉等。进食流质饮食2~3天后可食半流质饮食，如面片汤、米粥、蛋羹等无渣、易消化、易吸收的食物。

（2）保持大便通畅

用力排便、咳嗽等会增加腹压，应避免。

（3）劳逸结合、保持情绪稳定

首先，要注意休息，避免过度劳累。其次，既要重视疾病，积极配合治疗，又要培养乐观心情。

（4）忌烟

烟叶中的有害成分对消化道黏膜有较大的刺激作用，易使消化道黏膜发炎，造成幽门及食管下端括约肌功能紊乱，以致胆汁及胃内容物反流，加重病情。所以，有上消化道出血病史的患者应该尽量避免吸烟。

三、幽门螺杆菌——全国近一半人感染幽门螺杆菌？
关于它的这些事你应该知道

近年来，口罩已经成为许多朋友出门在外必不可少的"装备"之一。然而，许多人在戴上口罩后都遇到了一个难以启齿的问题：总觉得自己的口里有点味道……28岁的张女士就因为这种困扰前往医院的消化内科就诊，她反映，自从戴口罩以来，才发现自己嘴里会有一股奇怪的味道，给自己的生活带来困扰，于是前往医院做了一系列检查，找出口臭背后的"真凶"。

在做碳14呼气检查后，检查结果提示为阳性，张女士体内感染了幽门螺杆菌。医生提醒，口臭是幽门螺杆菌感染的症状之一，其他常见的症状还有反酸水、腹痛、嗳气、餐后饱胀不适等。但其中绝大多数幽门螺杆菌感染的朋友，是没有症状的。所以出现以上症状的时候，建议及时去医院进行呼气实验检查或内镜检查。

1. 幽门螺杆菌是怎么感染的

因为国人的饮食、就餐环境，在我国感染幽门螺杆菌的感染率就达到了50%以上，而幽门螺杆菌可以通过口 – 口传播、粪 – 口传播，也就是说幽门螺杆菌，能通过唾液、打喷嚏、亲吻、食物、水等感染途径传播。

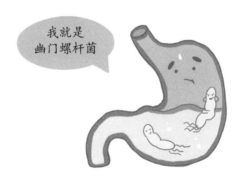

2. 身体发出这些信号，请警惕幽门螺杆菌感染

幽门螺杆菌十分善于隐藏，感染者初期往往没有明显症状，少部分患者才会出现慢性胃炎、胃溃疡，通常在体检中才能发现它的存在。

所以这里要提醒大家，注意一些身体发出的异常信号，警惕幽门螺杆菌感染，及时排查病因。

疼痛：具体表现为绞痛、灼烧痛，伴反酸，感染者有时也会因为进食，食物接触到溃疡而感到疼痛。

腹胀：感染者通常会感觉腹部胀满，就算没有进食，也常常因腹胀而产生不适。

打嗝：胃部炎症、溃疡预示着胃功能减弱，患者也容易出现频繁打嗝、嗳气的情况。

食欲不振：胃部消化不良，患者多会食欲不振，而如果伴随体重短时间内大幅下降，更要及时就医，排查病因。

发现疑似症状，最好先到医院检测是否感染了幽门螺杆菌。目前，幽门螺杆菌临床上多采用碳13或者碳14呼气试验，这种方法快速、准确，30分钟就可确诊病情，而胃镜下检测尿素酶（幽门螺杆菌分泌物）也是一个好方法，可以通过胃镜直接观察胃部情况。粪便和血液检测也可以起到判断作用，不过临床上很少采用。

3. 幽门螺杆菌会诱发哪些疾病

幽门螺杆菌是一种分布在胃黏膜的致病菌，分布在哪里，哪里就更容易出现问题。幽门螺杆菌感染最常见的诱发病就是胃肠道疾病，如慢性胃炎、消化性溃疡等。

若长时间没有进行有效的治疗，胃黏膜在长期炎性反应的刺激下，就更有可能发生肠化生和胃黏膜的萎缩，从而使得病情的进一步加重，并可能发展为胃癌。

虽然幽门螺杆菌与多种疾病密切相关，但是也不必过度担心。疾病的诱发需要一定的时间，因此，尽早发现自身存在幽门螺杆菌感染的情况是重中之重。

4. 如何治疗幽门螺杆菌

目前，我国推荐根除幽门螺杆菌感染的经验性治疗方案大多为四联疗法，疗程10~14天，根治率可达90%。四联方案含有的抗菌药包括阿莫西林、呋喃唑酮、四环素、甲硝唑、克拉霉素、左氧氟沙星等，在服药过程中须遵医嘱，禁烟禁酒，一旦开始治疗，必须坚持，中断服药或不规律服药，容易导致治疗失败或"复发"，引起菌群耐药。

在中医药治疗方面，从临床病例的主要症状来看，幽门螺杆菌感染相关性胃病属中医学"胃脘痛""嘈杂""痞满""泛酸"等病症的范畴。从中医角度出发，幽门螺杆菌属"邪气"范畴，是一种外邪。"邪之所凑，其气必虚""正气存内，邪不可干"，人之所以感染幽门螺杆菌，除了外邪侵扰，还与自身正气不足有关。尤其脾胃虚弱时，容易引邪入体。

中西医结合治疗幽门螺杆菌方案应在重视祛邪，多运用清热、化湿、解毒等药的同时重视健运脾胃为先，谨防因补生滞。通常临床上常应用的苍术、陈皮、半夏、云苓、甘草等中药，以健脾燥湿、理气和中，以及清热化湿的黄柏、黄连、蒲公英、大黄等，在清热的同时，还能起到抑制幽门螺杆菌的作用。

5.怎样防止幽门螺杆菌的侵入

（1）改变不良生活习惯，避免出现传播

1）聚餐时使用公筷，避免共用餐饮用具。

2）禁止将咀嚼过的食物喂给儿童。

3）粪便等排泄物应集中处理，避免污染水源地；饮用、清洗食物的水一定要确保卫生。

（2）注意自我卫生

做到饭前、便后洗手，养成良好的饮食卫生习惯，注意口腔卫生，定期更换牙刷。

（3）保持心情愉悦

及时调整自我不良情绪，注意起居有常，根据四时气候变化及时增减衣物，保持胃肠道功能正常运行。

（4）保证饮食健康

注意饮食定时定量，营养丰富，食物软烂易消化，少量多餐，细嚼慢咽，可适量进食绿色蔬菜、新鲜的水果，如丝瓜、白菜、黄瓜、猕猴桃、火龙果、橙子、柚子等，适当进食这类食物可以补充维生素、微量元素及膳食纤维。要注意避免暴饮暴食，忌烟酒、高盐、腌制、辛辣食物和隔夜菜，减少对胃黏膜的刺激，养成良好的饮食习惯。

四、胰腺炎——快注意！这些信号是胰腺在求救

有一种病，被称为"暴食病"，若是没克制住美食的诱惑，大吃大喝，就很容易被这种病找上门，它就是胰腺炎。32 岁的吴先生平常饮食上多以清淡素食为主，年假期间回到老家时，各种聚会接踵而至，大鱼大肉、啤酒烧烤，痛快地吃喝了几天。有一天晚上身体突然出现了剧烈的腹痛症状，去医院检查后确诊为胆源性胰腺炎，而诱发胰腺炎发生的"元凶"正是他近日的暴饮暴食。

因为"管不住嘴"出现胰腺炎病症的人十分多见，急性胰腺炎特别是重症胰腺炎的死亡率甚至高达 30%，很多人也因此而失去了生命。那么，这到底是一种怎么样的疾病？

1. 胰腺炎是如何发生的

胰腺是人体内重要的脏器之一，主要有内、外分泌两种功能，内分泌负责调节血糖，外分泌则负责帮助消化。

正常情况下胰腺腺泡细胞内的酶形成、分泌与细胞质隔绝，和十二指肠、胰管以及胆汁的分泌之间也存在一定的压力差，这些器官以及液体的分泌存在自我平衡，不会出现胆汁反流、十二指肠液入胰腺内的情况出现。

但当这个平衡被打破时，就容易诱发急性胰腺炎发生。

如一些喜欢暴饮暴食的人，会导致胰腺大量分泌胰液来帮助消化，很容易诱发胰腺炎发生；本身罹患胆结石的人群，一旦胆结石脱落，容易掉到胆管、胰管的交界地，继而导致胰液无法正常排出，诱发胰腺炎发生。

喜欢酗酒的人群，也容易诱发胰腺炎发生，因为酒精可促进胰液分泌，当胰管流出道不能充分引流大量胰液时，胰管内压升高，引发腺泡细胞损伤。同时，酒精在胰内氧化代谢时产生大量活性氧，也有助于激活炎症反应；另外，一些本身罹患十二指肠相关疾病、高血脂、高钙血症以及内分泌异常的人群，罹患胰腺炎的风险也会上升。

《急性胰腺炎急诊诊断及治疗专家共识》中的数据显示，罹患急性胰腺炎患者中大约有 20% 会发展至重症，其中重症胰腺炎的死亡率可达到 20%~30%，致死率较高。因此，早发现早治疗是上策。

2. 这些信号，是胰腺在求救

（1）腹痛

急性胰腺炎带来的腹痛是剧烈性的，一般饭后 1 小时左右出现，腹痛集中在左上腹部，不过也可能会发展到腰部。还有腹痛是呈现放射性疼痛、钝痛还有就是针刺性的，腹痛一般都是反复发作的，使用胃药也不能得到改善。

（2）恶心呕吐

恶心和呕吐也常见于急性胰腺炎，人们在患有此病后，会有呕吐的症状，将进食的食物全部吐出，还可能会吐出胆汁。不过即使呕吐后，疼痛症状也不会得到改善。患者要进一步治疗，才能更好地抑制疾病。

（3）大便异常

大便干燥，大便蠕动减慢，打屁减少，胃肠胀气。大便发白，如陶土色。部分患者会出现黑大便，伴随贫血症状，患者有贫血貌，行动缓慢，头昏头晕等。

（4）发热

身体发热是胰腺炎常见的症状。平时大家如果持续性地发热，那么要考虑是不是有感染的可能，患者要根据自身的病情，选取适合的治疗方法，患者在生活中也可以用物理降温的方法。

（5）体重下降

胰腺炎也有可能出现不明原因的体重下降，因精神状态尚可，进食尚可，不容易引起重视。中晚期表现为进行性消瘦，骨瘦如柴。

3. 胰腺炎该如何治疗和预防

治疗胰腺炎的方法比较多样，一般有药物治疗与手术治疗两种方法。其实，药物治疗又可以分为西医治疗与中医治疗，中医治疗胰腺炎要辨证治疗，从中医理论出发，采取"清热化湿解毒 活血化瘀攻下"的方法，根据不同的疾病类型来采取不同的治疗措施。

预防胰腺炎，在生活中要做到以下几点。

1）节假日期间也要养成良好的生活习惯，一日三餐都要规律进食，避免暴饮暴食，避免一次摄入大量的油脂食物，蔬菜瓜果不能少，避免酗酒。

2）早期处理胆源性因素。若存在胆道疾病，胆结石等情况，需要定期复查彩超了解胆结石及肝管结石等情况，早干预。

3）高脂血症的朋友们要定期抽血，复查血脂的情况，积极药物控制血脂水平，生活中多锻炼身体，合理饮食。

4）肥胖者要适当减重，勤锻炼，管住嘴，迈开腿，尽量选择清淡饮食。

5）避免胰腺外伤。另外，感染、糖尿病、情绪、药物等也都可能会引起胰腺炎，所以保持好的心情、增强体质、避免摄入不明药物也能起到预防作用。

五、急性肠胃炎——一反"肠"态别担心，这样做正确防治急性肠胃炎

不久前小王与好友聚餐，回家后就开始腹痛腹泻，过了几小时还不见好转。家人赶紧把他送进急诊科检查，经医生诊断为急性肠胃炎，在急诊科进行补液、穴位贴敷等治疗后，症状才明显好转。

长夏季节，渐起的秋风逐渐带走了夏日的炎热，早晚温差开始变化大，有些人还没来得及调整适应，加上饮食不注意，出现腹痛腹泻等急性肠胃炎症状的人数渐多。

那么，什么是急性肠胃炎？这种病好像在生活中司空见惯，能自行在家治疗吗？又要如何预防急性肠胃炎呢？

1. 什么是急性肠胃炎

急性肠胃炎是胃肠黏膜的急性炎症，它起病急，常在 48 小时内发病。在临床上急性肠胃炎的症状主要表现为恶心、呕吐、腹痛、腹泻、发热等，严重者可致脱水、电解质紊乱、休克等。

患者多表现为恶心、呕吐腹痛在先，然后出现腹泻，每天 3～5 次甚至数十次不等，大便多呈水样，深黄色或带绿色，恶臭，可伴有腹部绞痛、发热、全身酸痛等症状。

2. 急性肠胃炎可以在家治疗吗

一般来说，如果症状不严重的话，可以采用口服药物及口服补液治疗，不需要输液治疗。但如果症状比较严重，除严重的呕吐腹泻外，还出现长时间无尿、全身四肢乏力、高热等情况，就需要立即到医院就诊治疗。

3. 如何应对急性肠胃炎

（1）注意休息、饮食、喝水

急性期要限制饮食，让胃肠道彻底休息；症状缓解后，可以吃一些稀饭、米汤、蛋汤等流质食物，不吃生冷、粗糙、过热等刺激性强的食物。保证水分摄入。

（2）对症治疗

在专业医生的指导下，可以根据症状服用药物，如呕吐时服用甲氧氯普胺（胃复安）等止吐药；腹痛可用颠茄合剂等解痉药；上腹痛明显可考虑使用奥美拉唑等质子泵抑制剂；腹泻明显的可以服用蒙脱石散治疗。

但需要注意的是，体质弱及饮食不当人群若是"中招"，腹泻、呕吐等症状不是很严重的话可以自行在家观察 2~3 天，尽量避免随意使用止泻药，避免毒素和病原体过长时间停留在肠道，从而进入血液内，加重病情或延长病程。如果您不确定是否应该使用止泻药，或是在家服药 1~2 天后症状无缓解或明显加重的，或是出现其他症状，应该迅速到医院就诊，避免因脱水和严重感染导致的急性肾衰竭。

（3）中医治疗

急性肠胃炎一般起病比较急，症状比较重，从中医角度考虑可以归入泄泻急症的范畴。急性肠胃炎，中医称之为泄泻急症。中医根据病因和体质的差别，一般将肠胃炎分为湿热蕴肠、寒湿困脾和积滞胃肠等不同类型，进行辨证治疗。

因此，在具体治疗上对于寒湿泄泻的，主要是以芳香化湿、解表散寒为主；对于湿热泄泻，所导致的泄泻腹痛，泻下急迫，或者泻而不爽，气味臭秽，在治疗上主要是以清热利湿为主；对于伤食泻泄，泻下稀便，伴有不消化食物，脘腹胀满，腹痛肠鸣，泄后痛减，嗳气反酸，不思饮食的，在治疗上主要是以消积导滞为主。

在中药汤剂辨证内服治疗急性肠胃炎的基础上，还可以配合脐火灸、中药泥外敷等中医外治方法以温补脾肾。这里推荐一个生姜半夏治呕吐的方子来应对急性发病：将生姜、半夏各等分，生姜切碎与半夏末和匀，放锅内炒热，布包熨胃脘、脐中及脐下等处。待布包冷却后更换，或以两份交替使用。如果炒熨不便，可将生姜汁调半夏末敷于内关、中脘、神阙穴。

对于体质较弱、长期反复慢性腹泻者，还可以配合督脉灸、"冬病夏治""冬病冬治"以调理增强体质、提高免疫力。

4. 如何预防急性肠胃炎

1）避免腹部受凉，昼夜温差大，晚上盖好被子，避免肚子裸露在外，做好保暖措施。

2）吃饭要按时按量，不暴饮暴食，少吃辛辣及粗糙的食物，冷饮要适量，少服对胃肠有刺激性的药物。

3）最重要的是，注意饮食卫生，避免喝生水及吃变质食物。如果不小心吃了被大肠埃希菌、沙门菌等细菌污染的食品，或饮用了已经被细菌污染的饮料后，就有可能出现不同程度的腹痛、腹泻等症状。

　4）注意个人卫生，饭前便后要洗手，做好室内外卫生，保持环境卫生整洁。

　5）增强体质，加强锻炼。应养成经常运动的习惯，根据身体情况，适度运动锻炼，提高抵抗力，防治胃肠疾病。

六、便秘——便秘问题全攻略

38岁的姜女士已有一儿一女，又幸福满满地怀上了第三胎。可近几个月来，她排便时常常便秘，肛内有肿物脱出，需手助回纳，偶尔还便血胀痛，但她一直没有重视，直到症状忽然加重以至肿物脱出嵌顿于肛门口，且手助不可回纳。眼看预产期将近，姜女士却遭受病痛折磨连续多天无法进食和排便。万般痛苦无奈之下，姜女士由家人陪同，求诊于医院肛肠科。

中医肛肠专家问诊后辨证为"湿热下注"，诊断为"混合痔"并发肛乳头纤维瘤，姜女士患此病主要是孕期长期便秘，肛内肿物反复脱出，造成炎症刺激所致。好在姜女士实施手术和一系列综合治疗后，顺利康复和生产。

很多人认为便秘不是什么大问题，有可能只是因为吃了一顿辣的，抑或是换了一个环境，还有可能是最近饮食和休息不规律所致，认为过几天情况就会好转。但上面的姜女士就因便秘在产前受到了不少折磨，那么，除了常见的"拉不出"之外，便秘的症状和潜在危害有哪些呢？

1. 便秘的症状有哪些

正常人每天排便1~2次或1~2天排便1次，便秘患者排便次数减少，排便周期延长，每周少于3次。

便秘患者可能存在粪质干结、排便困难，或粪质虽不干结、但量少排出困难、排便不尽感等症状。或合并一些特殊症状，如排便费时超过10分钟、肛门坠胀，甚至需用手法帮助排便，在不用通便药时，完全排空粪便的次数显著减少。

2. 哪些因素会诱发便秘

（1）生活方式

缺乏运动或久坐可引起便秘。

（2）饮食方式

有研究显示以肉食为主，膳食纤维和液体摄入不足时对结肠运动的刺激减少会诱发便秘。

特别在老年人群中，一方面由于其消化功能减弱及咀嚼能力下降，另一方面其生理状况的改变使得老年人的膳食纤维和水分的摄入量下降，因而引起持续顽固性的便秘。

（3）精神因素

当精神高度紧张的时候会引起交感神经兴奋，胃肠道的蠕动会受到抑制。

（4）药物因素

常见的引起便秘的药包括抗胆碱药如阿托品、颠茄合剂，阿片类镇痛药如吗啡、芬太尼，非甾体抗炎药如布洛芬、吲哚美辛，钙制剂如碳酸钙，降血压药中的钙拮抗药如硝苯地平、维拉帕米。

（5）继发疾病

继发疾病的种类及严重程度是排便功能改变的重要危险因素，有报道显示便秘可继发于某一种或多种疾病，且在晚期癌症患者中常见。

3.便秘的危害

（1）加重心脑血管疾病

便秘伴有心脑血管疾病的高龄患者，排便时用力过大，会使血压升高，机体耗氧量增加，很容易诱发脑溢血、心绞痛、心肌梗死，甚至危及生命。

（2）影响美容，促进衰老

便秘患者由于粪便长时间滞留肠道，异常发酵，腐败后可产生大量有害的毒素，易生痤疮、面部色素沉着、皮疹等。

（3）加重胃肠功能紊乱

粪便长时间停留在肠道内，造成毒性物质吸收，已经减弱的胃肠消化功能又加重了额外的负担，使胃肠功能进一步紊乱，导致腹胀、食欲减退、口苦、嗳气、恶心等。

（4）诱发肛周疾病

最首当其冲的就是肛裂。排便困难，大便干结，排便费力，在排便过程中会对肛门口的肌肉、皮肤造成损伤，形成肛裂。便秘会加重肛裂，肛裂患者不敢排便、不想排便，加重便秘，形成恶性循环。另外，便秘会加重痔疮，黏膜内脱垂。

（5）增加患肿瘤风险，诱发直肠癌

粪便大部分会滞留在直肠末端 7～10cm 处。该地方也是直肠癌的好发部位，80%～85% 的直肠癌会在此出现。所以长时间排便不顺畅，毒素都被这块肠壁吸收，有害物质吸收可以诱发直肠癌发病。

（6）产生体臭、饮食无味

肠道有毒素，可引起口臭和体臭。尤其当毒素聚集的时候，口臭和体臭更加严重。便秘还能使腹部胀满，产生恶心、厌食、食而无味的感觉，久而久之，形成恶性循环。

（7）加重肥胖

女性宿便中的脂肪含量高，肠道蠕动减慢，食物残渣存留时间越长，吸收得越多，身体就不断堆积脂肪，腹部是脂肪堆积的最佳场所，所以小肚子会越来越大。

4. 改善便秘的方法

（1）食物调理

最重要的就是保持足量的水分摄入。每天起床后可以饮用 300～500mL 的温开水，不需要加盐或蜂蜜。

（2）胃肠按摩

胃肠按摩保健法具体起到的作用，主要是扶助正气、调理脾胃、生气化血、行滞通腑、滋阴通便，对患者肠道产生良性刺激，通过经络传导反射，刺激胃肠蠕动及消化液分泌，进而促进粪便顺利排出肠道。

具体手法：围绕肚脐外，从右下腹部开始，沿顺时针方向进行大圈按摩，注意不要进行逆向操作。按摩时需要稍用力下压，起到微微刺激肠道的作用，但不可用力过猛造成损伤。

（3）提肛运动

此练习对有痔疮的便秘患者效果更佳，提肛运动也能刺激肠道，促进肠蠕动和排便。

具体方法：有规律地往上提收肛门，持续大概 2～3 秒后放松，一提一松就是提肛运动。在坐、站或者走动的时候都可以进行。对老年人来说，坐着或者躺的时候做更合适。每次可以做 20～30 个，每天可以做 2～3 次，但不要过度练习。

七、腰肌劳损——得了腰肌劳损如何止损，记住这几点

66岁的李女士感觉自己前阵子晚上睡觉好像着凉了，整个腰背肌都有疼痛，但左边腰部稍厉害点，每次起床时很难受，站起来走一会儿能缓解，这种情况已经持续近一个月了。因行动受限，严重影响日常生活而前往医院就诊，最终诊断为腰肌劳损。

腰肌劳损是临床上常见和多发的疾病。其主要的症状是腰部出现疼痛，此症状休息后可得到减轻，但是如果日积月累，腰部酸痛可以演变成肌纤维的变性，严重时刻出现肌纤维的撕裂，导致休息也难恢复的腰部疾病。

腰是人体十分重要的部位，因此，在生活中我们一定要做好保护。相信很多朋友都知道腰肌劳损这一疾病，那么腰肌劳损症状有哪些呢？

1. 腰肌劳损的症状

腰肌劳损，又称功能性腰痛、慢性下腰损伤、腰臀肌筋膜炎等，实为腰部肌肉及其附着点筋膜或骨膜的慢性损伤性炎症，是腰痛的常见原因之一。如果你经常出现下面这些症状，那么一定要当心，因为这很有可能是腰肌劳损所导致的。

1）腰部乏力，稍有不慎即有"扭伤感"，症状随之加重，并伴有腰活动障碍。临床检查腰部肌肉松软、无力，无明显压痛等一系列腰肌劳损的症状。

2）不能坚持弯腰工作。常被迫时时伸腰或以拳头击腰部以缓解疼痛。

3）在疼痛的部位有固定的压痛点，多位于肌肉起止点附近，叩击压痛点时，患者能明显感觉到疼痛程度有所减轻。

4）腰部活动基本正常，一般无明显障碍，但有时腰肌劳损患者会有牵掣不适感。不能久坐久站，不能胜任弯腰工作，弯腰稍久，便直腰困难，常喜双手捶击腰背部。

5）腰部外形及活动多无异常，也无明显腰肌痉挛，少数患者腰部活动稍受限。

6）长期反复发作的腰背部酸痛不适，或呈钝性胀痛，如负重物，时轻时重，缠绵不愈。

2. 腰肌劳损的危害

（1）腰间盘突出症或者腰椎狭窄症

腰肌劳损患者如果反复发作，长此以往，可能引起较为严重的腰间盘突出症

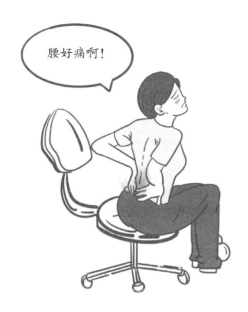

腰好痛啊！

或者腰椎狭窄症，这是腰肌劳损并发症中较为严重的。

（2）腰肌筋膜无菌性炎症

长期弯腰或者长期坐位工作的人，腰背肌长期处于牵拉状态，这样久了就会出现痉挛、缺血、水肿、粘连等，有人称之为无菌性炎症。

（3）积累性损伤

如果腰部肌肉的韧带受到了大力的损伤，就会引起小范围的纤维断裂、出血和渗出。这些组织易受到牵拉、压迫内在神经纤维，从而产生腰痛。

（4）急性腰扭伤

出现了急性腰扭伤且在急性期治疗得不是很彻底时，受到损伤的肌肉、筋膜、韧带修复不完全，就会产生较多瘢痕和粘连，使得腰部功能减低，并且容易出现疼痛，腰肌劳损患者因此常常会感觉到腰部没有力气，特别是在阴雨天时会腰酸背痛。

3. 腰肌劳损的治疗

腰肌劳损是一种常见的腰部疾病，属于一种慢性疾病，有明确的腰部反复劳损的病史。腰肌劳损的治疗并不困难，只是容易复发，在治疗中需要注意以下两个要点。

第一是消除病因。改善工作体位、姿势，避免弯腰过久。身体肥胖、腹部肌力软弱和病后肌力不足均须纠正。要及时、规范处理急性腰扭伤。劳动时用宽腰带保护腰部。防止腰部再受风寒。

第二是加强腰背肌锻炼。这是一种很关键的治疗方法，可增加或保持腰部肌肉、韧带的弹性和韧性，缓解或治愈腰腿痛。方法有仰卧拱桥式和俯卧燕飞式。训练循序渐进，持之以恒。

治疗腰肌劳损的方法有非手术法和手术法，中医治疗腰肌劳损也算是非手术法的一种。

（1）火罐疗法

于肾俞、大肠俞及阳性索状压痛点外，先用毫针刺，或以三棱针刺络出血，然后再拔上火罐。拔出少许血液后，即起罐。本法对瘀血性腰痛尤为有效。

取大小口径适合的抽气罐数个。术者一手持罐，罐口向下紧扣疼痛局部阿是穴（或阳性反应点）上，另一手用注射器或吸引器抽出罐内空气形成负压，随后以止血钳夹紧导管留置 20~30 分钟。

（2）针刺疗法

取脾俞、肾俞、气海俞、大肠俞、冲门、髀关、伏兔、环跳、秩边、风市、委中、阳陵泉、足三里穴，这种腰肌劳损治疗的方法每次选 5~6 个穴，每天 1 次。8 次为 1 个疗程，中间可休息 2~3 天。

（3）艾卷温灸疗法

取肾俞、京门、大肠俞、次髎、身柱、心俞、脾俞、曲池、左阳池、足三里、太溪穴，每次取 4~5 个穴位，每天 1 次，轮流取穴 10 次为 1 个疗程，每次灸 40 分钟，对受寒湿而腰痛者很有疗效。这是腰肌劳损治疗的方法之一。

八、银屑病——银屑病不传染！关于银屑病的防治一定要知道

长夏时期，天气渐凉，身体可能面对的皮肤问题可谓层出不穷。随着环境中的温度和湿度都逐渐下降，低温低湿的情况下，我们的皮肤屏障功能也会下降，增加了与环境中刺激物及变应原的接触，导致皮肤干燥，引发瘙痒，68岁的李爷爷的银屑病最近就有愈发严重的趋势。银屑病又称牛皮癣，是一种常见的慢性皮肤病。其特征是，在红斑上反复出现多层银白色干燥鳞屑，令人不甚烦恼。

那么，气温变化和银屑病有什么关系？银屑病会传染吗？可以根治吗？

1. 气温变化为什么会导致银屑病加重

银屑病是由于皮肤表皮细胞发生异常增殖分化所导致的红斑凝血性疾病。日光中含有紫外线这一特殊波长光线，可以抑制表皮细胞发生异常的增殖分化，对银屑病具有一定的治疗作用。夏至过后，日照时间逐渐缩短，太阳光线相对减弱，日光中的紫外线强度减少，抑制和改善作用被削弱，所以银屑病这一时期会出现愈发严重的趋势。

此外，感冒炎症是导致银屑病发作的一个很重要的因素。秋季早晚温差较大，很容易导致感冒的发生，而且因为天气干燥，容易引起炎症的发作。

2. 银屑病会传染吗

银屑病最常见的症状是皮肤表面覆盖鳞屑、红斑，伴有瘙痒，挠后容易脱屑、出血，有些人就对此产生误解，认为这种皮肤病会传染，甚至对银屑病患者"避之不及"。

但事实上，银屑病不是由细菌或病毒感染引起的，它不是一种传染病，所以不会通过脱落的皮屑传染给他人。

3. 银屑病可以根治吗

目前来说，国内外任何医院，任何医生都没有把握能够根治银屑病。银屑病是慢性病、复发性疾病，患者往往需要终身随访。因此，很多江湖游医常打着"包治"的旗号吸引人，但他们可能根本就不具备医生资格，卖出的"药物"也往往成分不明。对于打着"包治"这样口号的机构或个人，大家一定要擦亮眼睛，保持清醒。

但银屑病也非完全不可治疗的，经过正规的中西医结合治疗，病情是可以得到控制，也就是说达到临床痊愈。

4.银屑病的日常护理

（1）适量的运动

可以增强银屑病患者的体质，有效改善机体的免疫系统，有助于体内细胞的正常代谢；但是，运动不当，可能会导致外伤，诱发银屑病及引起同形反应，而且过量运动，会造成银屑病患者体内能量丢失、免疫力下降。

从中医上讲，对于银屑病"血热型"和"血虚型"，应避免剧烈、长时间的运动。"血虚型"则可以通过适量运动提高免疫力。

（2）合理的日晒

对冬季加重、夏季缓解的银屑病患者，晒太阳是有利于病情的，可以促进人体皮肤部位的血液循环，加速皮肤的新陈代谢，调节人体免疫功能，有利于银屑病病变部位的皮疹消退，并有止痒作用。

但是不能一概而论，对于夏季加重型的患者，特别是皮疹很红，处于进行期，或对光反应敏感的患者，或皮损在外露部位的患者，尽量少晒太阳或不晒太阳，注意避免强光照射，这样会加重病情。

（3）预防感冒

临床发现，局部感染灶是诱发银屑病的一个重要原因，尤其是感冒后，并发扁桃体炎、气管炎，需要积极治疗，尽量缩短病程。扁桃体反复发炎，与银屑病发作有密切关系者，可考虑扁桃体切除术，这一点对青少年患者尤为重要。

因此，加强锻炼、提高机体免疫力，避风寒、慎起居对于预防复发有一定的意义。

（4）注意卫生

银屑病患者平时要注意做好皮肤的清洁和卫生，特别是床上用品也要注意保持干净，做到勤洗勤换，衣物等需要单独清洗，最好是放在太阳底下暴晒。

（5）饮食忌口

银屑病的患者要注意避免摄入一些腥发的食物，还有就是烧烤等辛辣刺激的食物也尽量少吃。此外，海鲜也属于容易致敏的食物，吃了容易加重银屑病的瘙痒症状，所以要注意忌口，尽量以清淡的饮食为主。

九、盆腔炎——肚子痛、白带多，可能是患上盆腔炎

最近，28岁的小唐总感觉小肚子绞着痛，白带量也增多了，甚至还出现了黄褐色的分泌物。小唐本以为是月经要来的前兆，但月经正常来潮后，还是时常有以上症状出现，前往医院妇科就诊被确诊为盆腔炎。这可把小唐给吓得不轻，什么是盆腔炎？自己好端端的怎么就惹上了盆腔炎呢？盆腔炎对身体会不会有严重影响呢？

1. 盆腔炎是如何产生的

盆腔炎是一种很常见的妇科病，临床上有慢性和急性之分，其中慢性盆腔炎最为常见。

我们把盆腔比作一个大房间，大房间里有子宫、两个卵巢、两条输卵管。女性生殖道有着比较完善的自然防御功能，可增强对感染的防御能力，在健康女性阴道内虽有某些病原体存在，但达到动态的生态平衡，并不引起炎症。

当自然防御功能遭到破坏，或机体免疫功能降低、内分泌发生变化或外源性致病菌侵入，均可导致炎症发生。而盆腔炎就是指女性生殖器官、子宫周围结缔组织及盆腔腹膜的炎症。

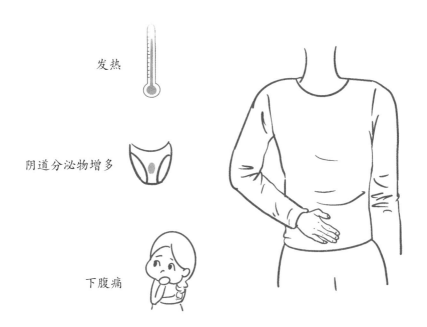

发热

阴道分泌物增多

下腹痛

2. 这些原因，可导致盆腔炎

（1）月经期不注意卫生

这种是最常见的原因。月经期间子宫内膜脱落，宫颈口打开，细菌便有了可乘之机。如果经期使用了不合格的卫生巾、进行性生活，可能就会引起感染，诱发盆腔炎。

（2）妇科手术后感染

放环、取环、人流、输卵管手术或子宫内膜息肉摘除术等手术过程中，一旦操作不当，就有可能引起术后感染。当然不排除有些患者手术后不注意生殖器卫生，导致细菌上行感染，引起盆腔炎症。

（3）产后或流产后感染

产后或流产后体质虚弱，宫颈口尚未关闭完全，此时子宫颈或阴道可能会被已有的细菌感染。

（4）邻近器官的炎症蔓延

最常见的炎症是腹膜炎和阑尾炎，这两个器官离女性生殖器比较近，炎症可直接蔓延，引起盆腔炎。

3. 这些症状，提醒盆腔炎的存在

盆腔炎因炎症轻重及范围大小而有不同的临床表现。轻者表现为小肚子痛伴发热，重者可有寒颤、高热、头痛，没有食欲不想吃东西，肚子胀，白带增多呈脓性或有异味。若有脓肿形成，可因局部压迫刺激引起排尿困难、尿频、腹泻等。

如果急性盆腔炎进一步发展可引起败血症、感染性休克，严重者可危及生命。此外，慢性盆腔炎经久不愈或反复发作，可导致不孕及宫外孕的发生。

4. 盆腔炎的治疗

（1）药物治疗

抗生素为急性盆腔炎的主要治疗措施。抗生素治疗可清除病原体，改善症状及体征，减少后遗症。经恰当的抗生素积极治疗，绝大多数急性盆腔炎能彻底治愈。

（2）手术治疗

有肿块如输卵管积水或输卵管卵巢囊肿可行手术治疗，存在小的感染灶、反复引起炎症发作者，或有较大脓肿形成经抗生素治疗效果不佳的输卵管卵巢脓肿或盆腔脓肿亦宜手术治疗。

（3）中医治疗

中医认为，慢性盆腔炎属于中医学"妇人腹痛""带下病""癥瘕"等范畴，临床上以气滞血瘀、气虚血瘀、湿热瘀结、寒湿凝滞等证型多见。中医以其病因与证候，注重内外合治，顾及正气，调和心身。治疗以多途径综合治疗为主。

其中，中药保留灌肠技术能够将药物经过直肠静脉、肛管、静脉增加药物浓度，也避免肝脏首过效应和对胃肠道的刺激，发挥中医消除炎症的作用；中药外敷可直接作用于患处，疏通胞宫经络气血，减轻盆腔炎症和组织粘连；中医常用的针灸也可以通过针刺行气止痛，促进气血运行，加快盆腔组织代谢，减轻盆腔炎症；中药艾灸可以温经散寒，增强免疫力，缓和腹部冷痛体质虚寒的症状。

5. 如何预防盆腔炎

（1）注意性生活卫生

盆腔炎最常发生于年轻女性，尤其是 15~25 岁、初次性生活年龄小、有多个性伴侣、性交过频以及性伴侣有性传播疾病。因此要注意性生活卫生，进行性生活时，要正确使用安全套，减少盆腔炎的发生率。

（2）注意月经期卫生

勿在月经期性生活、使用安全卫生的卫生棉。月经期应避免进行妇科检查、游泳、阴道灌洗等行为。

（3）注意不要随便冲洗阴道

正常情况下，阴道有自净作用，随意洗洗阴道并不更健康，反而因破坏阴道菌群，引起阴道炎及盆腔炎。

（4）及时治疗下生殖道感染

下生殖道感染如淋病性宫颈炎、沙眼衣原体性宫颈炎、细菌性阴道炎与盆腔炎密切相关，因此，要及时治疗下生殖道感染，防止病原菌上行感染。

（5）宫腔内手术要到正规医院进行，并注意术后休息

注意子宫腔手术后的恢复，刮宫术、输卵管通液术、子宫输卵管造影术、宫腔镜检查等，会损伤宫腔黏膜，使其抗感染能力下降，所以子宫腔手术后，要注意休息，保持会阴清洁。

十、阴道炎——75% 的女性患有阴道炎？做好这些赶走它

阴道炎是一种常见的妇科病，可能稍不注意你就会染上它。根据美国疾病控制与预防中心（CDC）《2021 年性传播感染诊治指南》的数据显示，75% 的女生一生至少得过一次阴道炎。

25 岁的小刘在最近的一次体检中便被查出有"细菌性阴道炎"，这让她尴尬又有些疑惑，自己明明平时也挺注意私处卫生，也没觉得有哪里不舒服，可能只是偶尔有轻微瘙痒或者分泌物增多，怎么就有炎症了呢？

1. 阴道炎为什么这么容易得

可能有些朋友会被"细菌性阴道炎"这个名称误导，以为是外来细菌入侵引发了阴道局部感染。但其实，正常的阴道中本来就生活着种类非常繁杂的微生物，如乳杆菌、肠球菌、表皮葡萄球菌、加德纳菌、支原体、假丝酵母菌等都是健康女性阴道的"常住人口（菌口）"。

理想的状态下，阴道菌群由乳杆菌占据优势地位，将阴道的 pH 维持在 4.5 以下（多数位于 3.8~4.4）。酸性的环境不利于其他杂菌的生长，乳杆菌产生的 H_2O_2、细菌素以及其他抗微生物因子等也能抑制杂菌过度繁殖。

但是由于阴道的位置和环境比较特殊，女生的尿道口、阴道口和肛门离得很近，病菌容易到处"串门"，再加上阴道附近比较温暖潮湿，很适合这些"串门"的病菌生存。一旦它们赖着不走，在这里"定居"下来，就可能会让身体患上阴道炎。

2. 这些不良习惯，容易被阴道炎找上门

（1）卫生巾、卫生棉条更换间隔时间过长

沾上了经血的卫生巾和卫生棉条，就像是病菌的温床，如果使用的时间超过 3~4 小时，就可能滋生出很多病菌，更容易得阴道炎。

（2）穿紧身、不透气的裤子

穿这种裤子时，阴道会被捂得又闷又热，很容易长病菌。经常这样穿，就可能增加得阴道炎的风险。

（3）性生活不注意卫生

真菌性、滴虫等阴道炎是会通过性生活相互传染的，因而女性如果患上阴道炎，则其性伴侣也可能是带菌者。因此，性生活时要注意卫生，规范安全套的使用，性交前后做好卫生清洁工作，并且在急性感染期间禁止性生活，以免造成交叉感染。

（4）过度清洗阴部

如果不恰当使用阴道用药或阴道冲洗液会打破阴道原本的菌群平衡，破坏阴道本来的健康环境，甚至降低自身的免疫力，从而引起阴道炎。

3. 出现阴道炎症，到底要不要治疗

患上阴道炎之后一定要进行检查诊断，确定病情及时治疗。因为阴道炎的危害对于女性来说是不容忽视的。患上滴虫阴道炎之后可能会导致不孕症的出现，如果是孕妇患上滴虫阴道炎，则可能会导致胎膜早破，从而引起早产。同时因为患者会有阴部瘙痒的症状，所以对其生活质量也会有一定的影响。如果没有及时进行治疗，会使病原体进入患者子宫腔引起其他炎症的出现。

4. 阴道炎：病因不同，症状不同

临床上，根据感染源的不同，可将阴道炎分为：细菌性阴道炎（BV）、念珠菌性外阴阴道炎（VVC）、滴虫阴道炎（TV）、混合性阴道炎等，病因不同，症状也有不同。

（1）细菌性阴道炎

细菌性阴道炎的患者一般会出现白带增多，白带为灰色或灰绿色，均质，如面糊样黏度，可有许多气泡。有特殊的腥臭味，在月经期或性交时气味更严重。少数合并滴虫或念珠菌感染者可出现外阴瘙痒、阴道烧灼感或性交疼痛等。

（2）念珠菌性外阴阴道炎

念珠菌性外阴阴道炎发病时会比其他阴道炎更痒、更痛，甚至坐立不安，灼热疼痛，并且有黄色豆腐渣样分泌物，好发于月经前和免疫力低下时。

生活建议：养成良好的生活习惯，忌熬夜，少穿紧身化纤内裤，经期勤换卫生巾。

（3）滴虫阴道炎

滴虫阴道炎是阴道毛滴虫引起的，通过性交直接传播的阴道炎，会有灰黄或黄绿色的稀薄脓性、泡沫状分泌物，还有外阴瘙痒、灼热、疼痛、性交痛等症状。而它的罪魁祸首——滴虫，寄生于男性的包皮皱褶、尿道或前列腺中。而由于男

性感染滴虫后常常没有症状，导致治疗的延误，所以容易成为感染源。

治疗建议：夫妻同治，口服甲硝唑片，以避免夫妻双方交叉感染，必要时可用酸性溶液坐浴或阴道冲洗。

（4）混合性阴道炎

阴道混合感染，是指阴道内存在多种病原菌导致的感染，有可能存在细菌性阴道炎、滴虫阴道炎，甚至还包括念珠菌性外阴阴道炎。

十一、日光性皮炎——晒太阳补钙？小心日光性皮炎

夏季快要结束了，但秋老虎余威犹在。很多朋友都沉浸在阳光沙滩，海边热浪中，也有些朋友慢慢放松了对太阳的警惕，将遮阳伞束之高阁，在阳光下肆无忌惮地行走。但太过放松，也要小心皮肤疾病找上门。33岁的欧阳女士从海边度假回来后便出现了皮肤红肿、灼热、疼痛等症状，前往医院就诊后被告知为"日光性皮炎"。

日光性皮炎，是由于日光的中波紫外线过度照射后，引起人体局部皮肤发生的光毒反应。欧阳女士去紫外线辐射强的海岛度假，在享受日光浴时却忘记涂抹防晒霜，因而导致了皮肤的急性损伤。

1. 晒后这些症状，小心日光性皮炎

日光性皮炎又称日晒伤、日光水肿，是皮肤经强烈阳光照射后局部出现的急性光毒性反应。日晒后数小时内，暴露的皮肤（面、颈、耳、手臂等处）会出现弥漫性红斑，一般边界较清楚，后由鲜红转变成暗红，继而脱屑、消退，最后会遗留下不同程度的色素沉着。有些人还会感觉到瘙痒、灼热、疼痛，甚至还会出现发热、恶心、呕吐、头晕等全身症状。

2. 日光性皮炎的影响因素

（1）紫外线过敏

日光性皮炎主要是人体对阳光中的紫外线过敏引起的，它可以分为两种类型：一种是大多数都可能发生的，长时间暴露在太阳下造成的皮肤损伤；另一种是少部分人会出现的对日光过敏，一见日光就会起过敏反应。

（2）食用光敏性食物

除此之外，食用光敏性食物也是日光性皮炎发病的重要因素之一。光敏性食物通常含有呋喃香豆素等光敏性物质。人体摄入此类物质，在接受阳光照射后，就会加大被晒黑、晒伤的概率。

易引发日光性皮炎的食物有这些：水果类包括芒果、菠萝、柠檬、柑橘、无花果等；蔬菜类包括菠菜、芫荽、芹菜、木耳、香菇、野菜等；海鲜类包括螺类、虾类、蟹类、蚌类等。

（3）服用易引发日光性皮炎的药物

易引发日光性皮炎的药物有这些：喹诺酮类、四环素类、抗结核药、非甾体抗炎药、噻嗪类利尿药、维甲酸类、抗组胺药等。

因此，对于这些光敏性食物、药物，需要选择在恰当的时间吃，最佳的原则是吃了这些东西，就不要出去晒太阳了，或者选择晚上吃。

3. 已经晒伤了，第一时间如何处理

首先要避免再次日晒，离开紫外线强的环境，去到凉爽通风的地方，换上棉柔材质的透气衣服。

晒后皮肤如果只是有些红、没有出现水疱、疼痛等症状，可以简单用过冷水的湿纱布冷敷。具体操作为把开水静置放冷之后，放入冰箱里面降温；将一张纱布折叠 4~6 层，浸入到冷水中打湿，稍微拧一下，拧到不滴水为度。最后将纱布贴在受伤的肌肤上面，每次敷 15~20 分钟，每天敷 2~4 次，一般两三天时间症状就会有所缓解。

若是出现轻微晒伤，则需要进行一些简单的处理。治疗日光性皮炎，主要采取局部外用药物疗法，以消炎，安抚，止痛为原则。一般可以购买氧化锌洗剂或者芦甘石洗剂这种药物，外涂皮肤，就有一定镇静安抚的作用。

但如果局部出现水疱、糜烂和渗液，千万不要自行处理，应及时到医院就诊，以免延误病情。

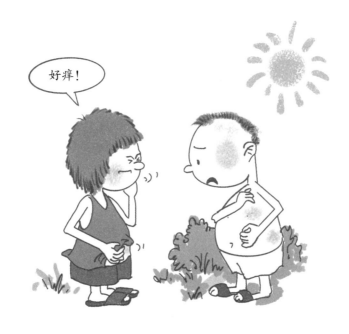

好痒！

4. 皮肤敏感，如何做好防晒

当紫外线指数 >3 时就需要防晒，防晒一般分为硬防晒和软防晒两种。

（1）硬防晒永远是第一位

硬防晒包括打伞、戴帽子、戴太阳镜等方式遮挡阳光、阻隔紫外线。我们挑选这些防晒装备的时候，需要认准两数字：紫外线防护系数（ultraviolet protection factor，UPF）＞ 40，且长波黑斑效应紫外线（UVA）透过率＜ 5%。在国家规定的标准中，只有当纺织品的 UPF 值＞ 40，且 UVA 透过率的算术平均值 T（UVA）＜ 5% 时，才能被称为"防紫外线产品"。

（2）做好软防晒

常见的防晒霜上都有防晒系数（sun protection factor，SPF）数值和抵御 UVA 的能力（protection UVA，PA）的指数。SPF 数值越高，防晒的效果越好。在国内，PA 指数主要分为三级（＋、＋＋、＋＋＋），＋号越多表示防御能力越强。

长期处于室内环境中可使用 SPF15、PA+ 的防晒用品。经常外出或运动的人群应使用 SPF 50、PA+++ 的防晒用品。大家根据所处环境选择适合自己的防晒产品，防晒系数过高，容易造成皮肤负担；防晒系数过低，又起不到防晒效果。

十二、口腔溃疡——"会呼吸的痛"，不仅仅因为上火

34 岁的张先生某日早起刷牙时突然发现口腔里一阵刺痛。对着镜子扒开嘴巴一看，发现里面长了一个类似于小水泡一样的东西，这个小水泡的中央位置类似于脓性小包，周围散发成红色。于是，痛苦的一天就此开始了，不仅吃饭痛、吃水果痛，甚至喝水也痛。

在医学上，这种现象被称为口腔溃疡，而大部分人都或多或少遭受过口腔溃疡的困扰。

1. 什么是口腔溃疡

口腔溃疡是一种小而浅的溃疡，通常出现在口腔颊黏膜、唇部黏膜或舌头，口底，软腭部等，呈圆形或椭圆形，中央多呈黄色，周有红晕，可单发或多发。

口腔溃疡发作时，往往伴有肿胀、疼痛，大多数会在 1~2 周内自行愈合。但严重时可能伴随发热和淋巴结肿大等症状。

2. 这种口腔上的疾病，人们多归结为"上火"

其实"上火"只是民间老百姓的口语，中医通常称之为"肝火旺盛"。当人体水分不足，或饮食辛辣，温度高使气火旺盛时，肝火就会导致人体水分循环出现失调，进而出现口腔溃疡、脸上爆痘等症状。

因此，不少人在发现口腔溃疡后，往往会回忆自己这几天是不是顿顿火锅烤肉，杯杯奶茶可乐。但是，口腔溃疡频繁出现未必都是肝火旺盛所导致的，有的人顿顿饮食清淡却还是得上口腔溃疡，这是怎么回事呢？

3. 哪些原因也会引起口腔溃疡

（1）营养不良

出现了口腔溃疡还可能跟营养不良有关，不少人在减肥的过程中过度节食，会减少营养物质尤其是维生素 B、维生素 C、微量元素锌等的获取。这些物质当人体缺乏时，抵抗力便会变得薄弱，口腔黏膜修复能力降低，更容易出现溃疡，进而导致口腔溃疡反反复复。

（2）口腔黏膜损伤

大多数单发性口腔溃疡是由口腔黏膜损伤引起的，例如：不小心咬到脸颊内侧，或被尖锐的牙齿弄伤；不合适的义齿；坚硬的食物；蛀牙填充不良、有尖锐边缘等。

（3）复发性口腔溃疡

复发性口腔溃疡与遗传有一定关系，父母如果有复发性口腔溃疡史，子女可能也会有。以下是一些常见诱因：压力和焦虑、激素变化，如有些妇女在月经期间会出现口腔溃疡、进食某些食物比如巧克力、辛辣食物、咖啡、花生、杏仁、草莓、奶酪、西红柿等。

（4）使用含有十二烷基硫酸钠的牙膏

（5）戒烟初期可能会出现口腔溃疡

（6）幽门螺杆菌入侵

口腔溃疡还可能跟幽门螺杆菌入侵有关，不少人免疫功能薄弱，没有保持良好生活习惯的情况下导致幽门螺杆菌入侵。这种病菌寄生之后不仅影响胃部健康，还会导致口腔溃疡发病率增高。

（7）药物影响

部分人口腔溃疡的产生还跟药物作用有关，部分类型的药物在使用之后也会出现副作用，进而对人的口腔黏膜修复能力提高不利，更容易导致口腔出现这些溃疡。

因此，患者发现口腔溃疡之后，要判断自己是否有用药的经历。如果确实跟药物副作用有关，应该及时调整用药，防止副作用明显让口腔溃疡反复。

4. 如何预防口腔溃疡

（1）饮食清淡

很多人患上口腔溃疡的原因都是因为饮食太过于重口味，辛辣的东西吃得过多。尤其现在的人很偏爱吃夜宵，而夜宵大多是烧烤、油炸那些，对于口腔菌种破坏性非常大。而且经常吃这些东西很容易导致体内虚火旺盛。所以，平常饮食一定要以清淡为主，尽量避免重口味。

（2）补充维生素

口腔溃疡的形成一般是因为体内缺乏维生素 B 族，维生素 C。所以一般去口腔医院看牙医，医生会建议补充维生素 B 族，维生素 C。平时可以多吃一些蔬菜和水果，尽量让维生素丰富化，这样也可以预防口腔溃疡的形成。

（3）充足的睡眠

睡眠不足的情况下很容易导致身体的免疫力降低，免疫力降低的话就很容易导致一些细菌入侵。充足的睡眠可以保证机体抵抗力增强，这样也可以最大限度地避免口腔溃疡的形成。

（4）保持乐观的心情

现在生活节奏越来越快，工作压力也越来越大，很多人的精神长期处于紧张的状态。这样对于身体的免疫力也会起到破坏作用。所以，在平时一定要保持一个乐观的心态，要学会疏解生活中的压力。

（5）做好口腔清洁

想要预防口腔溃疡，最根本要做的其实就是保证口腔的清洁度。所以，在平常要注意牙齿的清洁方式，要正确，定期洁牙。

第四部分 | 秋季养肺

一到秋天，大多数的人都有这样的感觉：皮肤变得紧绷绷的，甚至起皮脱屑，毛发枯而无光泽，头皮屑增多，口唇干燥或裂口，鼻咽燥得冒火，大便干结。这种种表现都是由秋季气候变化带来的。一些疾病在秋燥的作用下，也易复发或加重，如支气管扩张、肺结核等。因此安度秋季，自我保健防秋燥就显得十分重要。中医是从四季的变化入手，配合精神、防病、生活起居、饮食、运动几个方面来达到对身体养护的目的。

肺是人体呼吸的主要器官，也是人体五脏最为娇嫩的脏器，人体功能的衰竭多先从肺开始，因而延年益寿的关键之一就是要保护好肺部。但肺部是最容易积存毒素的器官之一。通过呼吸，每天都有约 $8000m^3$ 的空气送入肺中，空气中的细菌、病毒、粉尘等有害物质也会随之进入肺脏，所以要经常在空气清新的地方或在雨后深呼吸，帮助肺脏排毒。

每逢秋季，人们心中常会因此产生凄凉、垂暮之感，以及忧郁、烦躁等情绪变化，故有"秋风秋雨愁煞人"之言。对这些人来说，更要注意养肺，才能有效地防止并发症，提高生活质量。愉悦和谐的情绪能焕发青春活力，才能安度金秋。秋季又是肺金当令之时，稍有疏忽，易被秋燥耗伤津液，引发口干舌燥、咽喉疼痛、肺热咳嗽等症。进入秋天之后，从"天人相应"来看，肺属金，与秋气相应，而肺主气司呼吸，在志为忧。

1. 秋季如何养生

（1）注意保暖，预防感冒

立秋之后，昼夜之间的温差较大，不宜赤膊露体，也不宜穿得太多。

（2）饮食调养

1）多喝开水，多食粥，多饮用淡茶、果汁饮料、豆浆、牛奶等流质食品，以养阴润燥，弥补损失的阴润，但喝饮料和水等液体时，以少量频饮为佳。

2）多吃新鲜蔬菜和水果。秋燥最容易伤人津液，多吃蔬菜、水果有生津润燥、消热通便的功效，能补充人体的津液。另外，多吃些蜂蜜、百合、莲子等清补之品，以顺应肺脏的清肃之性。

3）不妨多吃些黑木耳，黑木耳里含有较强吸附力的植物胶质，可以清肺、清洁血液，有效地清除体内污染物。

4）少吃辛辣煎炸热性食物。韭菜、大蒜、葱、姜、八角、茴香等辛辣的食物和调味品，以及炸鸡腿、炸鹌鹑等煎炸的食物要少吃，不然会助燥伤阴，加重秋燥。

（3）重视精神调养

阴虚的人，肝火易旺，动辄发脾气，这就是人们常说的"搂不住火"。肝火偏旺，久则内耗阴津。到了秋季，其燥象更为明显，因此预防秋燥也要重视对精神的调养，以平和的心态对待一切事物，顺应秋季收敛之性，平静地度过这多事之秋。

（4）运动健肺

参加体育锻炼可强健肺脏功能如散步、做体操、舞剑、打拳、做气功等，其中气功尤佳。秋季天气干燥，人们常会口鼻干燥、咽干咳嗽、皮肤发紧、脱屑等，本身有呼吸系统疾病的患者也容易复发。

中医认为，秋令与肺气相应，秋季燥邪易伤肺，而肺为"娇脏"，外合皮毛，主呼吸。外邪侵犯人体，不管从口鼻吸入，还是由皮肤侵袭，都容易犯肺而致病。所以秋季养生，应以养肺为先，为冬季减少呼吸系统疾病打好基础。

2. 怎样预防旧疾复发

秋意渐浓，皮肤干燥、掉发、口唇干燥、感冒、咳嗽，老年慢性支气管炎容易发作，对于一些有慢性疾病的老年人，天气寒热的变化也容易引发旧疾。预防旧疾复发要注意以下几点。

（1）早睡早起

入秋以后，我们的身体很容易产生疲惫感。早睡，有利于阴精的收藏，早起，可顺应阳气的生发与舒展，不要熬夜。

（2）顺秋气，莫悲秋

花草树木凋零时刻，人也容易悲秋伤感，秋风扫落叶，万物走向萧条，人的心情容易低落。秋季应当注意保持情绪乐观，避免过于悲忧，收神敛气，保持内心宁静。

（3）护好颈、腰、脚

颈部受凉，可导致咳嗽，咽喉发炎，鼻塞流涕，要戴好围巾保护颈部。

腰背受凉后，会加重腰背疼痛，可以穿背心和马甲来保暖。

寒露过后要少露脚踝，以防"寒从脚起"，睡前用热水泡脚，加速血液流动，舒筋活血，可以温暖全身。

（4）谨慎"贴秋膘"

秋天的温度变化非常明显，早晚变凉，中午温度会偏高一些，那么我们要随身携带衣物，根据温度随时增减衣物，防止受凉生病，衣物还可以起到遮阳的作用；自古有"秋瓜坏肚"的说法，是因为这个季节，有部分人群的脾胃变得虚弱，一时间无法接受生冷食物的刺激而出现腹泻。除此之外，虽然温度降低了，但是依然是细菌的繁殖季节，因此我们在吃食物的时候要保证干净卫生，预防腹泻。

每到秋季，人们就会喊着"贴秋膘"，因此它也成为了秋季养生的主题。但是如今人们的生活质量比较高，一部分人已经处于肥胖状态，日常的饮食并不缺少高热量和营养。因此贴秋膘就免了吧，防止"贴"出疾病。养生方式日趋多样，但是无论采取哪种方式，最终目的都是预防疾病，让身体变得更加健康。

二、新型冠状病毒感染——新型冠状病毒感染中医防治攻略

全球进入从新型冠状病毒大流行向地方性流行或者季节性流行病转化的阶段，这点与我们 2009 年遭遇到的甲型 H1N1 流行性感冒很相似，或许一夜醒来，就会发现，我们已经艰难度过了大流行。

国家有关部门披露的临床实践数据表明，中西医结合治疗新型冠状病毒感染效果良好。如今新型冠状病毒病毒病逐渐被纳入常态化的呼吸道病毒，并从新发传染病进入季节性或者地方性传播的传染病序（系）列的今天，我们面对"常态化"的新型冠状病毒，也需要储备一些防治知识，知己知彼，百战不殆。

（一）中药内治篇

1. 中药防治方

湖南省中医药管理局在总结前期湖南省中医药深度参与新型冠状病毒肺炎防治经验基础上，结合新发病例情况，组织专家制定了《湖南省新冠肺炎中医药防治方案（2022 年第二版）》，针对不同患者分为成人方和儿童方，细分为无症状感染者、轻型、普通型、重型、恢复期 5 种症型。不同的患者可以根据病症所处的不同阶段，查阅《湖南省新冠肺炎中医药防治方案（2022 年第二版）》，对照治疗。

2. 中成药

（1）连花清瘟颗粒（胶囊）

有清瘟解毒、宣肺泄热的功效，治疗属于风热犯肺或者是热毒袭肺引起来的风热感冒以及流行性感冒。

（2）双黄连颗粒（口服液）

有疏风解表、清热解毒的功效，治疗风热感冒引起的头痛、发热、咳嗽和咽喉痛。

（3）银黄清肺胶囊等

有清肺化痰、止咳平喘的功效，治疗慢性支气管炎急性发作时的痰热蕴结。

（4）蒲地蓝消炎片

有清热解毒，消肿利咽的功效，治疗咽炎，非化脓性扁桃体炎，疖肿等属热证者。

（5）清肺排毒颗粒

有散寒祛湿，理肺排毒的功效，适用于发热恶寒，周身酸痛，困乏肢重，或咳嗽少痰，喘憋气促；或口淡无味，食欲不振，恶心呕吐，大便不爽等平素脾虚、寒湿重而又外感风寒的人群。

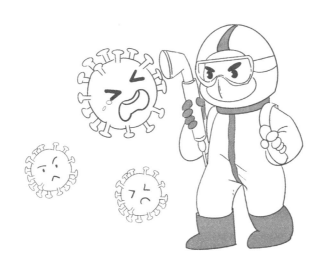

3. 药膳食疗

（1）健脾养胃山药粥

【做法】山药 50g、大米 200g 同煮，可以加入枸杞子、百合、大枣、花生等。

【功效】补脾养胃，适合胃功能不强，脾虚食少、消化不良的儿童和老年人。

（2）核桃香虫粥

【做法】取核桃仁打碎 6 个，九香虫 5 ~ 10g，粳米 30 ~ 50g，共同煮粥食服。

【功效】具有补肾固精，温阳补气，健脾和胃的功效。

（3）沙参玉竹老鸭汤

【做法】老鸭 1 只、玉竹 20g、沙参 20g、盐适量。将老鸭洗净切块汆水，玉竹、沙参洗干净，将汆水后的鸭块和玉竹、沙参一起放入汤锅中，加入适量清水，大火煮开后，转小火，煲 2 小时左右，加入适量盐调味即可。

【功效】滋阴润肺、养胃生津、祛除虚热。

（二）中药外治篇

1. 艾叶泡脚或艾灸

可以用艾叶泡脚或施艾灸，艾灸时可选取大椎、肺俞、上脘、中脘、膈俞、足三里、孔最、肾俞等穴位，谨防烫伤。

2. 推拿

穴位可取太渊、膻中、中府、肺俞、肾俞、大肠俞、列缺、中脘、足三里等，咳嗽、咽痒、干咳者，可加少商、尺泽等；经脉可取手太阴肺经、手阳明大肠经、足阳明胃经、足太阴脾经、任脉、督脉等。

穴位推拿时以大拇指放置于穴位上，拇指指腹触摸皮肤并稍加按压，小幅度地环转按揉腧穴，以产生酸胀温热感为佳，每次 1~3 分钟。

经脉推拿时取坐位或卧位，均匀呼吸。用一手手掌大鱼际沿经络循行方向紧贴皮肤施力作直线往返快速摩擦，可两手手掌交替进行，100~120 次/min（每手摩擦 50~60 次/min），每条经络摩擦 1 分钟为宜。

3. 拔罐

可选取肺俞、膏肓、脾俞、肾俞、大椎等穴位及背部疼痛部位。

家用通常建议选择抽气罐，单次拔罐时间 5~12 分钟。2~3 天 1 次。可根据患者体质、病情及部位调节吸拔的程度。

4. 中药熏蒸

中药熏蒸法防治疾病的历史由来已久，它以具有芳香气味的天然中药去瘟除秽、开窍解毒，主要由艾叶、石菖蒲、白芷、藿香、苍术、蒲公英、薄荷、金银花、陈皮等中草药组方。使用时加水 3000mL，浸泡 10 分钟后小火慢煮，持续蒸煮挥发，可逐个房间轮流使用，熏蒸时关闭门窗，每天 1 次。

中药熏蒸法不仅可以振奋人体正气达到"正气内存，邪不可干"的功效，同时又能净化空气，避其毒气，在鼻黏膜形成不利于疫毒传入的小环境，从而表里兼顾，达到预防疾病和治疗疾病的目的。

三、感冒——小小感冒大不同，治疗当然不一样

感冒是常见病，日常生活中，大多数人感冒后往往会选择自行服用感冒药，但效果却时好时差。

这是什么原因呢？

1. 流行性感冒和普通感冒的区别

1）我们要搞清楚感冒之间也有区别。感冒可以分为普通感冒和流行性感冒（简称流感），我们所说的感冒一般指普通感冒。

2）普通感冒以怕冷、打喷嚏、流鼻涕为主，全身症状较少见；而流感以发热、肢体酸痛、关节疼痛为主，而打喷嚏、流鼻涕较少见。

3）普通感冒没有明显的季节性，一年四季均可发病，传染性较低；而流感在秋冬季、春季发病率明显上升，且具有明显的传染性。

4）普通感冒80%也是病毒引起的，小部分可是细菌引起，可以使用抗生素；而流感由流感病毒感染引起，使用抗生素无效，需要进行抗病毒治疗。流感有特效抗病毒药物。

2. 风寒？风热？仅此而已吗

大多数感冒可分为风寒感冒和风热感冒两大类，正确分辨感冒类型是治疗感冒的基础。如果自行服用感冒药时选择不当，轻则无效，重则加重感冒，导致疾病进一步加重。接下来教你如何分辨自己的感冒类型。

风寒感冒的典型症状：怕冷、发热、无汗、打喷嚏、流清鼻涕，要疏散风寒。

风热感冒的典型症状：发热、咽痛、口干、流黄涕，要疏散风热。

暑湿感冒的典型症状：夏季发热，多汗，恶心，食欲差，全身困倦，大便不成行，要解表清暑。

风燥感冒的典型症状：秋冬季节出现的发热、咳嗽、口干咽燥、流鼻血等症状，要清热润燥。

3. 得了流感怎么办，是否一定要吃奥司他韦

随着甲型流行性感冒（简称甲流）在多地的流行，抗流感药物奥司他韦一度冲上热搜。感染甲流后，可以自行服用奥司他韦吗？得了甲流如何治疗？

感染甲流主要采取对症支持治疗，对于症状较重的感染者、有基础病的老年

人建议使用抗病毒药物，如果出现持续高热不退、气短、基础病加重等，应及时就医。

抗病毒治疗应该在发病48小时以内及时运用，可以选择口服奥司他韦胶囊。同时也可采用中药抗病毒疗法，在出现症状的48小时内可根据症状选用抗病毒口服液、银翘解毒片、桑菊花解毒颗粒等中成药，不仅能起到抗病毒的作用，还有解表散邪、清热解毒等作用。

但需注意，抗病毒药物的使用和具体治疗方案，均应在医生的指导下进行。奥司他韦为处方药，具有一定耐药性和副作用，应遵医嘱用药，不宜自行服用。

4. 如何有效预防感冒和甲流

（1）感冒预防小知识

春季是感冒高发季节之一，因为气温的突变和昼夜温差较大，加上春季刚刚进入人群劳作和学习状态，人们的身体抵抗力明显减弱。感冒虽然不是很严重，但病程长，时间长久感觉疲劳、头晕、头痛和喉咙痛，给人们带来很大的不便。因此，春季应该注意预防感冒。

1）加强自身免疫力。保持充分的睡眠和合理的饮食可以加强自身对病毒的防御能力。此外，人还需要适量多饮水、合理地摄取纤维素等。

2）在饮食方面，人们可以选择新鲜的水果，如苹果、橙子、柠檬和葡萄柚等，以及萝卜、青菜、黄瓜、豆腐等蔬菜。

3）注意保暖。春季气温南北差异、昼夜温差大，防寒保暖是抗击感冒的最有效方式之一。室内外的温度差距不宜过大，可以每天随身带一件衣服，寒冷的时候及时更衣。

4）避免接触感染。春季天气回暖，大部分人都喜欢到公园、人流量大、封闭的场所等，但这些场所都容易成为病毒的集中区。因此，人们在外出期间尽量避免接触感染源，使用电梯或公共交通出行有可能发生病毒的携带，最好使用手套或洗手液等消毒物清洁，避免感染。

（2）甲流预防小知识

接种流感疫苗是预防流感最有效的手段，同时也可显著降低感染流感后发生严重并发症的风险，老人、孩子和基础疾病患者等高危人群更加应及时接种流感疫苗。

甲流主要依靠唾液、飞沫经呼吸道传播，也可通过口腔、鼻腔、眼睛等处的黏膜直接或间接接触传播。日常生活中，采取这些措施，有利于有效预防甲流。

1）尽量避免前往人群聚集场所。甲流的传染源是甲流患者，因此，要尽量避免去人多聚集的地方，减少传播风险。

2）戴口罩。如果要前往公共场所，建议在人群聚集或密闭空间场所戴好口罩，可以防止飞沫传播。

3）勤洗手。掌握正确的洗手方法，可有效减少病毒经手传播至体内，同时避免用手直接触摸眼睛、鼻子和嘴巴。

4）勤通风。注意在室内时要经常打开窗户通风，让空气流动。

5）保持健康的生活习惯。均衡饮食、适量运动，保证充足睡眠，通过健康的生活习惯提高自身免疫力，更好地抵御病毒。

四、咳嗽——持续咳嗽会变成肺炎吗

相信很多朋友在日常生活中都有这样的体验，感冒之后即使大部分症状都恢复了，但咳嗽却总是久久不能停止。63岁的赵爷爷就因为咳嗽久治不愈前往医院呼吸科检查，担心会发展成肺炎。

那么，持续咳嗽，会变成肺炎吗？今天，我们就来带大家正确认识咳嗽。

1. 为什么会咳嗽

实际上，咳嗽是一个康复的过程，是呼吸道在"清扫战场"。

生病后，病毒在上呼吸道大量复制，导致呼吸道的黏膜细胞破坏，同时身体的免疫细胞也会集聚到这里来消灭病毒。而免疫细胞完成任务后，会自然代谢死亡，连同被病毒破坏的这些细胞，都成为体内的垃圾。气道里容不下这么多东西，要打扫出去，呼吸道就会分泌一些黏液，形成痰液，通过咳嗽把它们排出去。

不过，还是需要提醒大家，长期咳嗽会导致咽痛、声音嘶哑，也容易引起脑血管充血，因此尤其是有脑血管破裂、栓塞或血管瘤病史的人，更应避免用力咳嗽。

2. 咳嗽是一种病吗

咳嗽只是一种表现，很多病症都会引起咳嗽。过敏、哮喘、感冒、支气管炎、肺炎、流感等都能导致咳嗽，所以止咳不是关键。很多人一咳嗽，总想着快速止咳，其实有时候快速止咳并不一定是好事。

3. 咳嗽久久不愈，会不会发展成肺炎

有些朋友尝试了各种止咳方法后依然无法摆脱咳嗽，便开始担心会不会拖成肺炎。这里先帮助大家打消疑虑，咳嗽并不会导致肺炎，但肺炎会导致咳嗽。

需要澄清的是，咳嗽和肺炎是两种概念。咳嗽是疾病的症状，不是一种疾病，咳嗽的病因有很多，肺炎只是其中一个。

肺炎是指肺泡、远端气道和肺间质的感染性炎症，可由细菌、病毒和其他病原体等因素感染引起。咳嗽一般作为肺炎早期出现的症状，视病原体不同，可表现为干咳，后逐渐出现咳痰，或开始就出现咳嗽及咳痰。此外，发热及全身酸痛、乏力、食欲不振等问题，也是肺炎较早出现的常见症状。

肺炎属于一种比较严重的呼吸系统感染性疾病，其常见并发症有脓胸、脓气胸、肺大疱等，患者可能出现剧烈胸痛、呼吸困难甚至休克症状。而判断肺部健

康的重要指标之一，就是血氧饱和度。

血氧饱和度是呼吸循环的重要生理参数，能直观地体现人体的供氧状况，被看作心肺功能的"晴雨表"。通常情况下，血氧饱和度应该维持在95%～99%，年轻人会接近100%，老年人则略低。如果血氧饱和度低于94%，就可能存在机体缺氧症状，建议及时就医检查。呼吸衰竭时，组织器官会出现缺血缺氧，严重者可能会诱发多器官功能衰竭而危及生命。

4. 如何缓解咳嗽

受损的呼吸道黏膜通常需要1～3周才能自行修复，因此咳嗽症状往往会持续一段时间，难免会对生活造成困扰。我们整理了3个方法，希望能帮助大家缓解症状。

（1）睡觉时将枕头垫高

咳嗽严重时如果平躺，呼吸道分泌物容易积聚，从而咳得更厉害。此时可考虑垫高头部，正确做法是将头颈和背部从高到低同时垫高，让呼吸道变成一个"斜坡"，从而避免黏液滞留。

（2）多喝温热的水或饮品

当身体缺水时，免疫系统可能会释放更多的组胺，它会使毛细血管和微静脉的管壁通透性增加，导致局部组织水肿。组胺增多，不仅会让呼吸道变得肿胀，还会产生更多的黏液导致咳嗽加剧。

因此，建议大家多喝一些温热的水或饮品，例如金橘柠檬汁、银耳雪梨汤都是不错的选择。以银耳雪梨汤为例，雪梨具有生津润燥、清热化痰等功效，加之银耳胶质中的银耳多糖，对免疫力的提升有积极的作用，再搭配上少量的百合、枸杞子，在增加风味的同时，营养价值也会更为丰富。

（3）让房间保持湿润和温暖

干燥和寒冷都可能对呼吸道产生刺激，进而使咳嗽更频繁。因此，建议大家使用加湿器，让室内湿度保持在50%～60%，同时开空调让室温保持在26℃左右，有助于缓解咳嗽。

同理，外出时戴好口罩，避免直接接触冷空气，保持鼻腔温暖湿润，也能有效止咳。

5. 中医调理治咳嗽

中医认为，咳者，肺气不宣也，嗽者，脾湿不化也。肺脏娇嫩，对寒热不能够及时适应，因此在天气变化时极容易发生咳嗽。若是脾常不足，饮食不均，身体湿气较重，也容易出现咳嗽有痰的现象。因此中医可以通过内外共同调节来治疗咳嗽。

中医治疗方法包括以下几点。

1）推拿。按揉身体的清肺经、按天突等穴位。

2）艾灸。运用艾灸条灸 3~10 分钟的主穴位，如风门、足三里、合谷、膻中。

3）针灸。每天对不同穴位进行针灸，每天 1 次，每次 10~15 分钟，穴位为天突、太白、太冲、丰隆、肺俞等。

4）耳穴疗法。运用压豆法，取单侧耳朵，在肺、气管、门穴、枕、耳迷根等穴位进行按压，每天按压 3~4 次，每次 1~2 分钟，隔日一次，两耳交替按压。

5）刮痧。选择肺俞穴、身柱穴、天突穴等位置进行刮痧，可以疏通身体经络、行气活血、调理脾胃，增强儿童体质。

五、哮喘——哮喘自救，须记住这四点

"某医院护士突发哮喘不幸离世""哮喘老人救助无效去世"这类新闻屡见不鲜，接二连三出现患者经抢救无效死亡的病例令人感到十分痛心。哮喘急性发作是临床上较为常见的一种呼吸系统急症，每年都会夺走众多患者的宝贵生命。

1. 什么是哮喘

哮喘是发作性伴有哮鸣音的呼气性呼吸困难或发作性咳嗽、胸闷。严重者被迫采取坐位或呈端坐呼吸，干咳或咳大量白色泡沫痰，甚至出现发绀等，有时咳嗽是唯一的症状（咳嗽变异型哮喘）。

有的青少年患者则以运动时出现胸闷、咳嗽或呼吸困难为临床表现（运动性哮喘）。哮喘症状可在数分钟内发作，经数小时至数天，用支气管舒张剂缓解或自行缓解。某些患者在缓解数小时后可再次发作。夜间及凌晨发作和加重常是哮喘的特征之一。

哮喘发作常与季节相关，因温度骤降，哮喘患者的气道反应性增高，容易对冷空气过敏。哮喘又是一种可发生猝死性疾病，严重者急性发作，几秒就可以呼吸窘迫，甚至导致昏迷、死亡。鉴于患者哮喘发作时未必身在医院，记牢这四点，为自己的健康负责。

2. 将哮喘急救药物随身携带

并非所有哮喘急性发作的患者都那么幸运，急性发作时正好有医生在侧。因此，随身携带急救药物就格外重要。通常，急救药沙丁胺醇气雾剂 3~5 分钟内即可起效，控制药沙美特罗/氟替卡松、福莫特罗/布地奈德10~15分钟方能起效。

一瓶急救药很小、很轻，但在关键时刻的作用却很大、很重。哮喘患者一定要随身携带速效急救药物，因为即使哮喘患者平时规律应用哮喘控制药物，也会在有变应原的环境下诱发哮喘急性发作，一旦急性发作，几秒就可以出现呼吸窘迫，甚至猝死。因此，哮喘患者要和有心脏病病史患者随身携带硝酸甘油一样，随身携带急救药物，防止急性发作。

3. 吸入药物后及时漱口

曾有一名患有哮喘的钢琴家因为在演奏会开始前服用急救药物没有及时漱口，导致在演奏过程中双手颤抖、频频走调。还有部分患者，特别是老年患者，觉得有些哮喘药物较贵，于是喷完药物后不愿漱口，希望药物能在口中全部吸收，防止浪费。

其实，这些都是不正确的做法，会引发严重的后果。比如，沙丁胺醇气雾剂是一种 β_2 肾上腺素能受体激动剂，它进入肺里可缓解哮喘症状，但如果进入血液会引起骨骼肌等其他肌肉兴奋，药物通过黏膜入血，可能引起心慌、四肢震颤。吸入激素药物（如氟替卡松、布地奈德）不漱口，局部可引起声音嘶哑、口腔溃疡，药物通过黏膜入血，还可造成患者抵抗力下降、肌肉萎缩等症状。

因此，无论吸入哪种哮喘药物，应用后一定要及时认真漱口，防止药物引起口腔局部和全身的副反应。

4. 屏气 5～10 秒可让药物更有效

如果想做到药物不浪费，治疗效果还更好，应该在吸入药物后屏气 5～10 秒，然后慢慢吐气。就是这几秒的工夫，却会让更多的药物沉积在肺里，更好地发挥效果。

5. 不能用急救药代替控制药

有位哮喘患者在三年时间内就发展为肺功能严重受损，自己都能听到满肺的哨鸣声，并且一动就喘，严重影响日常生活。导致这种现象的原因就是这位患者在三年中，每天早、中、晚 3 次用急救药物替代控制药物来缓解病情，气道炎症没有得到有效控制，气道结构破坏，结果气道越来越窄。

有些患者认为吸入急救药几秒见效，比控制药物起效快，就认为急救药更好，结果擅自停用哮喘控制药物，酿成苦果不少。

要知道，急救药"治标"，用于临时缓解病情，而控制药"治本"，用于长期控制和缓解病情。过去临床上没有哮喘控制药物时，确实是用急救药物来治疗哮喘，但长期使用这些急救药物会导致气道炎症进一步严重、气道更狭窄，而且药物敏感性也下降，可引发猝死。所以，不能将两者混为一谈，以免酿成大错。

6. 如何预防哮喘反复发作

哮喘患者日常生活中需注意：避免接触变应原；常用热水清洗床单、被单；不用地毯，定期清理空调滤芯；家中不要养动物，搞好室内卫生，保持干燥；花粉高峰期减少外出，避免呼吸道感染，避免剧烈的运动、情绪波动，以免诱发哮喘发作。

六、呼吸道感染——3 天一小咳，5 天一大咳？小心 孩子得了反复呼吸道感染

昼夜温差大，不少人都感染了风寒。尤其小孩子，由于时热时冷加上穿衣不当，所以隔三差五就感冒，但是吃了药不见好，还总是咳嗽。一周前，9 岁的涵涵突然开始咳嗽，涵涵的妈妈以为是普通感冒，便没有在意，只是在家喂孩子吃些普通感冒药。但是一周后涵涵的咳嗽还不见好，才发现不对劲，于是连忙前往医院儿科检查，发现竟是反复呼吸道感染。

那么，反复呼吸道感染和感冒是一回事吗？反复呼吸道感染是由什么导致的呢？

1. 什么是反复呼吸道感染

反复呼吸道感染是儿科的常见病，最大的特点就是反复发作，可有发热、流涕、鼻塞、喷嚏伴轻咳等症，有的可有呕吐、腹泻等。

不同的年龄表现的症状也有所不同。反复呼吸道感染易感者除较健康小儿多罹患几倍的呼吸道疾病外，多有食欲不振、盗汗、体重不增、面色萎黄等表现。若治疗不当会导致哮喘、心肌炎、肾炎等病，严重影响小儿生长发育与身体健康。

有的妈妈会担心：宝宝感冒了好几次，就是反复呼吸道感染吗？

那不一定哦！反复呼吸道感染是有严格诊断标准的，不是宝宝感冒多了就是反复呼吸道感染。反复呼吸道感染是指一年内呼吸道感染次数过于频繁，超过一定范围。根据反复感染部位可分为反复上呼吸道感染和反复下呼吸道感染（支气管炎和肺炎）。

反复呼吸道感染不同的年龄诊断标准不同，反复上呼吸道感染 2 岁以内婴幼儿超过 7 次 /y，3~5 岁儿童超过 6 次 /y，6 岁以上儿童超过 5 次 /y；反复下呼吸道感染 2 岁以内婴幼儿超过 3 次 /y，3~5 岁儿童超过 2 次 /y，6 岁以上儿童超过 2 次 /y 可诊断反复呼吸道感染。同时，两次呼吸道感染的间隔时间至少应在 7 天以上，方能诊断为反复上呼吸道感染。

此外，如果上呼吸道感染的次数未达到诊断标准，可加下呼吸感染的次数。根据上面的判断标准，妈妈们可以看看宝宝是不是得了反复呼吸道感染。

2. 什么会导致反复呼吸道感染

反复呼吸道感染的发病除与能引起呼吸道感染的病原直接相关外，还可能与

下列因素有关：先天免疫缺陷或后天免疫功能低下；呼吸系统先天畸形；环境因素；饮食因素；维生素 D 代谢异常；护理不当；精神因素；慢性疾病的影响等。

3. 怎样治疗反复呼吸道感染

首先要找到引起反复呼吸道感染的原发病，并彻底医治。

其次要注意补充营养，如佝偻病应补充维生素 D 和钙；贫血的孩子补充铁剂或富含铁的食物如猪肝、猪血等；锌缺乏的孩子补充葡萄糖酸锌等锌制剂；维生素 A 缺乏的孩子予以补充维生素 A 及胡萝卜素等。

此外，提高免疫功能可防止反复呼吸道感染。中医认为小儿脏腑娇嫩，尤以肺、脾、肾三脏不足更为明显。也可以针对儿童特殊的生理特点，结合患儿体质选择合适的膏方进行气血阴阳的调补，从而达到增强体质、提高免疫力的作用，因此对于反复呼吸道感染的患儿可以选择膏方进行调理。

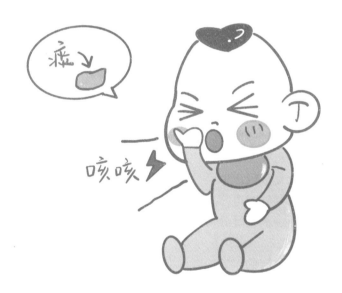

4. 反复呼吸道感染如何预防

孩子一旦患上反复呼吸道感染，孩子受罪，大人操心，为了让孩子的呼吸道强壮起来，家长们必须知道如何预防反复呼吸道感染。

1）孩子的饮食要做到荤素搭配，多样而富有营养，不偏嗜生冷油腻，不挑食、不过食。

2）养成良好的生活习惯，保证充足的睡眠。

3）根据气温变化及时增减衣服，避免过冷过热，出汗较多时，用干毛巾擦干,勿吹风着凉,洗澡时尤应注意。

4)适当进行户外活动能增强孩子的体质,适当补充维生素,多晒太阳,避免雾霾天气外出运动,必要时佩戴口罩。家中要经常通风换气,每天通风2次,每次半小时为宜。

七、秋季腹泻——秋季拉肚子是小问题？答案可能没你想得这么简单

10个月大的童童最近已经发热腹泻2天了，最高体温达39.5℃，每天至少要上10余次厕所，大便呈黄色水样，且带有少许黏液和未消化食物，食欲和精神也欠佳。童童的家长在家自行给孩子服用蒙脱石散、益生菌后症状无好转，这可急坏了，去往医院儿科经过详细的问诊和体格检查后，原来罪魁祸首是秋季腹泻！

立秋后，因发热、腹泻、呕吐来就诊的人群（尤其是儿童）越来越多，又到了"腹泻季"。轮状病毒胃肠炎就是因为主要发生在秋季，每年的秋季都是其高发季节，因此被称为秋季腹泻。

如此凶狠的秋季腹泻要如何应对？让我们来详细了解一下吧！

1. 秋季腹泻，这些知识你需要了解

（1）传播途径

由轮状病毒感染引发的秋季腹泻主要通过粪–口传播，也可以通过人–人接触传播。手、污染物、污染的食物和水都可以作为传播载体。

（2）临床表现

秋季腹泻的好发年龄在6个月至2岁婴幼童，急性起病，临床表现为发热、腹泻、呕吐三特征。

秋季腹泻通常感染病毒后1~3天发病，起病急，常伴发热和上呼吸道症状。病初几乎都有呕吐，持续1~2天，随后出现腹泻，病程3~4天为极期，大便每天10次左右，水样便或蛋花样便，呈花绿色或乳白色，可有少量黏液，无脓血，无腥臭味，本病为自限性疾病，病程为3~8天。

但需要注意的是，严重病例大便次数每天可达数十次，容易出现脱水、酸中毒和电解质紊乱，一定要及时就医，以免延误病情。

（3）治疗手段

秋季腹泻的治疗原则为预防和纠正脱水、调整饮食、合理用药，可以适当补充益生菌、口服补液盐和补锌治疗。

中医治疗儿童腹泻方法众多，以中药口服配合外治法为主，见效快且无毒

副作用。其中艾灸和小儿推拿及中药敷贴因效果佳、无痛苦、无副作用，受到家长和儿童的推崇。

2. 秋季出现腹泻，在家如何护理

（1）注意孩子有无脱水症状

如果孩子出现尿量减少，精神稍差或者烦躁不安，哭时泪少，口唇黏膜干燥，皮肤弹性变差等这些症状就要警惕是不是出现了脱水，应及时就医。

（2）饮食方面

腹泻期间不宜禁食，应当调整饮食以满足生理需要。婴儿可以继续母乳喂养或者用腹泻奶粉替代，双糖不耐受患儿选用无乳糖奶配方奶。年长儿饮食宜清淡易消化，少食多餐。

（3）拒绝红屁股

大便后及时清洗臀部，换洗衣物，涂擦软膏，防止皮肤红肿破损。

3. 孩子如何预防秋季腹泻

1）接种轮状病毒疫苗。建议6个月至3岁的孩子每年接种轮状病毒活疫苗，以预防秋季腹泻。在每年7—9月份，即秋季腹泻流行季节来临之前接种，每年一次。

2）注意手卫生。大人和孩子的手都要经常用肥皂清洗，尤其是年纪小的孩子的父母和家人一定要在换尿布后、喂奶前及外出回家后认真用肥皂洗手，也不要忽视给孩子玩耍的玩具消毒。

3）餐具、炊具用前消毒。给孩子（尤其是＜6个月的孩子）做辅食的餐具（切菜板、刀叉、过滤纱布或漏网、榨汁机、各种容器等）用后晾干，用前清洗、消毒。

4）合理用药，不要滥用广谱抗生素。

5）避免腹部着凉。腹部着凉很容易导致腹泻。晚上睡觉空调温度不宜过低，给孩子腹部盖上被子，避免着凉导致腹泻。

6）避免交叉感染，减少带孩子去人群密集处和集体聚餐处。

7）食物和水要干净卫生，勿食生水和冷食物。

8）提高孩子免疫力，宝宝营养要均衡，不挑食、不偏食才能少生病。

八、痔疮——别把痔疮不当回事，这 6 类特殊人群患了痔疮千万别硬扛

俗话说"十人九痔"，痔疮作为一个常见病，却有很多人都不把它当回事。近日，年仅 3 岁的阳阳在父母的带领下去往了医院肛肠科。阳阳的母亲忧虑地说，阳阳已经好几天没有排便了，整个人变得非常烦躁，甚至哭闹不止，用开塞露、多喝水、吃水果蔬菜……来来回回地用了很多办法，阳阳的症状还是没有得到缓解。经过医院详细检查后，阳阳原来是得了痔疮。

痔疮的发病率非常高，尤其好发于成年人，但这也并不意味着儿童或者青少年就不会得痔疮。而且对于包括儿童在内的 6 类特殊人群来说，如果贻误病情，错过最佳治疗时机，不但治疗难度大、恢复慢甚至可能会对身体造成不可恢复的损害。

那这 6 类特殊人群分别是哪些，你知道吗？

1. 妊娠期或产后早期的妇女

激素水平改变、静脉扩张和腹内压升高共同促进妊娠期痔病的发生，特别是在 25%～30% 的孕妇的妊娠中期和产后。孕产期患痔如果不及时控制病情，对胎儿的生长发育也会有一定风险。

（1）妊娠期患痔疮的危害

便秘会造成肛管裂伤；痔疮黏膜破损，易引发如肛周脓肿类的肛周感染性疾病。如果这些感染性疾病未能得到控制，则会引起全身感染，严重的会导致早产及胎儿宫内窘迫的情况出现。

以出血为主证的痔疮发作时，由于孕妇本身容易存在生理性贫血，出血量大后会危害母婴健康，干扰胎儿的正常发育，存在造成发育迟缓，低体重，或早产、死亡的可能。

以脱出为主证的痔疮发作时，孕妇在行走、咳嗽时痔块即能脱出，给孕妇身体和精神上带来很大的痛苦。混合痔并嵌顿引起疼痛，因肛门括约肌和子宫平滑肌的感受，受骶神经支配，所以痔疮的疼痛容易反射性地引起宫缩，导致流产的危险。

（2）妊娠期或产后早期的妇女的痔疮治疗

对于患有痔的妊娠期或产后早期的妇女，应优先进行保守治疗，如调整饮食、

短期使用镇痛软膏和栓剂；对于患有痔的妊娠期或产后早期的妇女，当保守治疗无效时，可考虑行小范围手术以解决主要症状为主，如内痔硬化剂注射术，血栓外痔切除术等。

2. 痔疮合并免疫缺陷人群

人类免疫缺陷病毒（HIV）感染不是手术治疗的禁忌证，但应谨慎行事，因为并发症风险增加。痔在获得性免疫缺陷综合征（艾滋病）患者中，任何干预措施都会增加免疫缺陷患者肛门直肠败血症和组织愈合不良的风险，目前没有证据可以证明哪种治疗方式最佳。建议首选保守治疗，并前往相关传染病专科医院治疗。

3. 痔疮合并炎症性肠病人群

痔疮并非是炎症性肠病（IBD）患者的特异性临床表现，IBD患者的症状性痔，可能独立于肠道炎症相关的病理基础，主要是由于慢性腹泻导致。尽管缺乏确切的流行病学数据，但是据报道IBD患者痔发病率在3.3%～20.7%，显著低于正常成年人群。

痔疮合并IBD患者应首选保守治疗。

对于已经确诊IBD患者的症状性痔，在进行外科干预之前必须详细告知患者相关并发症和风险。

缓解期的IBD患者，当合并保守治疗不能缓解痔症状时，可以选择性行痔切除手术、痔套扎术或经肛痔动脉结扎术，不建议采用痔固定术。

IBD患者的肛周皮赘应当采用保守治疗，并积极治疗原发疾病。

4. 痔疮合并凝血功能障碍人群

凝血功能障碍患者往往需要接受抗凝治疗，这可能导致临床意义上内痔患者出血发生率的增加，但停止抗凝治疗会增加患者的血栓栓塞风险甚至危及生命。这一类特殊人群的管理也需要特别关注。

保守治疗应作为痔疮合并凝血障碍患者的主要治疗方式。

对于保守治疗不成功的痔合并凝血障碍患者，可考虑采用注射疗法，并参考相关指南制定抗凝药物的停药措施。

不建议采用RBL治疗（胶圈套扎治疗）痔疮合并凝血功能障碍的患者。

5. 小儿痔疮

小儿肛垫组织支持结构发育良好，内痔较为少见，小儿痔疮症状可出现便血、肠息肉、肛门异物、肛裂、肿物脱出等症状，此外，内痔引起的出血可在患儿哭闹、排便时见紫红色结节；多因血栓性外痔导致排便时疼痛；小儿痔疮脱出时需及时到医院就诊，让专业医生排除息肉及其他肿瘤可能。

合理饮食：每天饮食应包括水果、蔬菜、豆类和全谷类食品；每天摄入充足的水分，养成良好的进食和排便习惯，防止便秘，痔疮大多都能自行消退。多数情况下通过改善便秘就可以。

注意肛门周围清洁：排便完及时清洗，可适当进行坐浴。有条件可用温水清洗并局部轻柔按摩，减少肛周的炎性刺激。

药物治疗：如复方芩柏颗粒或黄柏洗剂坐浴，湿润烧伤膏 / 鞣酸软膏外用，一般可基本缓解。

如发生嵌顿，疼痛难忍，或单个静脉曲张团过大也可做个小手术来解决。

6. 老人痔疮

老年人容易发生慢性便秘，血管对压力的耐受性差，患痔疮的机会就更大。但多数老年人的痔疮是早就存在的，只是以前没有注意，年老后由于上述原因，症状就加重、明显了，所以老年人在血压正常、心脏状况好等情况下，最好是及时手术治疗痔疮。

对患有便秘的老年人，治疗最好采用内服润肠化痔的中药，同时配合中药熏洗或外用治疗痔疮的软膏或药栓等保守疗法，平时多饮水和进行按摩锻炼以改善排便。

老年人普遍体弱，对高龄者或伴有较严重的心脑血管疾病的痔疮患者，要采用保守姑息疗法，以免手术、麻醉等刺激诱发危及生命的疾病发生，造成严重后果。

一般来讲，对老年患者痔疮的治疗提倡以保守治疗为主，可以采用中药内服外用，需做痔疮手术的患者，术前应排除手术禁忌证，方可实施手术治疗。

九、溃疡性结肠炎——腹痛、腹泻多年，原来是溃疡性结肠炎作怪

　　30岁的喻先生算得上年轻力壮，身体素质很不错。前阵子，他发觉自己肠胃出了些问题。反复拉肚子，一天三四次，有时候竟达七八次。仗着身体底子好，他也没太重视。持续拉肚子几天后，就找了些常见的止泻药来吃，吃后似乎有所好转。可是过几天，又开始拉肚子。由于工作忙，朱先生只当作普通肠胃炎对待，平时尽可能地清淡饮食，少吃生冷荤腥的东西，但仍然久不见好，这便让他有些烦恼，于是前往医院检查。

　　肠镜下，喻先生的大肠已经出现了小面积溃烂，被确诊为溃疡性结肠炎。医生提醒，溃疡性结肠炎往往会被患者当作普通腹泻忽视，如果当成普通肠炎来治疗，很容易贻误病情，到后期甚至不得不做急诊手术。

　　那么，什么是溃疡性结肠炎呢？如何预防和治疗溃疡性结肠炎呢？溃疡性结肠炎患者生活中有什么饮食禁忌呢？

1. 什么是溃疡性结肠炎

　　溃疡性结肠炎是一种慢性非特异性肠道炎症性疾病，主要累及直肠和结肠，多呈反复发作的慢性病程。表现为间断性腹泻、黏液脓血便、腹痛及里急后重等。

　　溃疡性结肠炎的治愈难度大，病情轻重不等，多反复发作或长期迁延不愈。出现频繁腹泻、黏液脓血便不一定是溃疡性结肠炎，但如果出现频繁腹泻、大便带血、黏液脓血便等症状，并且症状持续时间较长，反复迁延不愈，则有患此病的风险。应及时就医，完善结肠镜以及相关的血液检查，以明确诊断。

2. 溃疡性结肠炎的轻重程度，请自查

　　轻度：患者腹泻每天4次以下，便血轻或者没有发热状态、脉搏加快和贫血，患者血沉是正常的，所以这种症状是轻微的，可以选择对症治疗，这样病情也能慢慢稳定。

　　中度：这个介于轻度和重度之间，可以进行详细的检查，从而诊断是否要进行手术治疗，如果要进行手术治疗，需要遵循医生的建议，好好配合医生。

　　重度：腹泻每天6次以上，会出现明显黏液血便，患者体温会在37.5℃以上，脉搏会变快，血红蛋白＜100g/L，血沉＞30mm/h，这种症状就需要考虑进行手术治疗，治疗期间需要注意饮食，多吃清淡健康的食物，少吃辛辣刺激的食物，

这样能够避免病情恶化。

极重度：比如在重度指标基础上，血便每天会在10次以上，血红蛋白<30g/L，患者有伴随着严重中毒，或者消耗者是极重度，这种症状就需要引起注意，可以选择合适的方式进行治疗，如果需要配合用药治疗，可以按时服用药物，这样能够缓解症状。

3. 溃疡性结肠炎的病因分类

（1）感染性结肠炎

感染性结肠炎包括细菌性痢疾，还有急性阿米巴痢疾，通常细菌性痢疾是由志贺菌属造成的，称作乙类传染病，而急性阿巴痢疾是由阿米巴滋养体引起的，患者会排出暗红色果酱样的大便。

（2）缺血性结肠炎和溃疡性结肠炎

缺血性结肠炎和溃疡性结肠炎指的是某段肠腔缺血造成的疾病。

（3）克罗恩病

克罗恩病是慢性炎性肉芽肿性疾病，会造成肛周脓肿、发热等症状。

（4）伪膜性结肠炎

伪膜性结肠炎主要是难辨梭状芽孢杆菌造成的，常见的是免疫功能低下的患者，在经过抗生素治疗后出现这种症状。

4. 溃疡性结肠炎如何治疗

目前临床治疗溃疡性结肠炎主要以药物口服和手术为主。溃疡性结肠炎患者可以通过口服药物进行科学规范的治疗；当出现难以控制的出血、穿孔、肠梗阻时，则要进行外科手术治疗。

从中医角度看，溃疡性结肠炎属中医学"泄泻""肠澼"范畴，本病是在脾胃虚弱的基础上感受外邪、饮食不慎或忧思恼怒引起大肠传导失常，气机不畅，损伤肠膜脉络而发病。因此，脾气亏虚为发病之本，湿浊内阻为发病之标。

中医常用的治疗方法有中药内服和中药灌肠，如可用中药方剂黄芪、白术、菟丝子、柴胡、白及、三七粉、木香、白矾、海螵蛸、赤石脂煎服，主治健脾补肾，益气固脱，敛溃愈疡，能起到脾虚肾亏，气虚不固的功效。

除此之外，针灸中穴位埋线在其治疗中也占据着一席之地。在中医学脏腑、气血、经络理论的指导下，通过针具，把羊肠线或生物蛋白线埋植在相应腧穴和特定部位中，从而对穴位产生一种缓慢柔和而持久的针感刺激，通过协调脏腑、平衡阴阳、疏通经络、调和气血、补虚泻实、扶正祛邪达到防治疾病的目的。

5.如何预防溃疡性结肠炎

（1）少吃粗纤维食物

结肠炎患者的胃肠消化功能和一般正常人相比较差，因此不建议经常食用粗纤维的食物，因为大量的粗纤维食物会刺激肠道，并影响营养物质的吸收，对原本就营养不良的患者而言更会加重病情。所以，应尽量限制食物纤维，如韭菜、芹菜、白薯、萝卜、粗杂粮、干豆类等。疾病活动期应忌食生蔬菜、水果，可制成菜水、菜泥、果汁、果泥等食用。

（2）不宜吃油腻食物

溃疡性结肠炎的腹泻常伴有脂肪吸收不良，因此膳食脂肪量要限制，应采用少油的食物和少油的烹调方法，即使要吃脂肪类的食物或脂肪含量比较高的食物，也一定要选择正确的健康的烹饪方法。腹泻时不宜吃多油食品及油炸食品，烹调各种菜肴应尽量少油。

（3）忌刺激性食物

辛辣刺激性食物会对胃肠道造成不良刺激，因此，溃疡性结肠炎患者应禁忌辣椒、芥末、酒等辛辣刺激食物，少吃大蒜（大蒜食品）、生姜、生葱。也不要食用过冷、过热的这类对肠胃刺激很大的食物。现在年轻人很爱吃火锅、烧烤、宵夜等，如果有胃肠疾病的年轻人，这些食物也是不建议吃的。

（4）慎吃海鲜

海产品中的蛋白质不同于我们经常吃的食物中的蛋白质，某些异种蛋白质易引起过敏，加重炎症反应，所以溃疡性结肠炎患者一定要慎重食用海鲜。

（5）生活习惯

规律作息，避免熬夜，适当运动，增强免疫力都是必不可少的。

（6）保持良好心态

保持良好的心态也十分重要，病情的加重也与工作压力密切相关。

十、湿疹——不是"湿"，而是"干"出来的病

"这些天下了点雨，湿气特别重，弄得我身上的湿疹又发出来了。"王奶奶最近很烦恼，入秋后天气一直比较干燥，最近终于下了点雨，没承想，她的湿疹又犯了。王奶奶认为，自己的湿疹是因为雨水给身体带来了湿气而引发的。事实上，湿疹和湿气一点关系也没有，相反，湿疹是一种"干"出来的皮肤病。

秋季天气变化较大，气候相对干燥，皮肤因此容易干裂、脱皮，容易诱发湿疹。中医认为，湿疹由血虚风燥、气滞不通引起，需根据患者舌脉和皮损等辨证施治。湿疹和"湿气"有无关系？得了湿疹应该如何用药？

1. 什么是湿疹

湿疹是一种慢性、炎症性、瘙痒性皮肤病，皮疹呈多形性，对称分布，明显瘙痒，慢性病程，严重影响患者的生活质量。湿疹，名里带"湿"，因此也被很多人认为是"湿气太重"或"皮肤太湿"所导致的。而实际上，湿疹的"湿"指的是"渗出"倾向，简单来说，就是指皮肤表现为小水疱或流水的状态。

湿疹的产生在于内因和外因的共同作用。内因主要包括免疫功能异常、系统性疾病以及遗传性或获得性皮肤屏障功能障碍；外因则包括变应原、刺激原、微生物、环境温度或湿度变化、日晒等；此外，紧张焦虑等心理因素也会诱发或者加重湿疹（内因）。

湿疹并不只发生于秋季，但是在秋季往往更容易复发或加重，这便是因为受到秋季气候和环境等外因的影响。秋季天气干燥，皮肤也容易缺水、干裂。皮肤干燥时，皮肤屏障容易受损。如皮肤缺乏油脂、天然保湿因子丢失，都会导致皮肤干燥皲裂。如果此时又遇到外界刺激和变应原，就可能引起湿疹。

因此，湿疹和湿气无关，反而是一种"干"出来的疾病。

2. 得了湿疹有什么表现

湿疹的类型有很多，根据皮疹的表现，可分为干性湿疹和湿性湿疹；根据病程可分为急性湿疹、亚急性湿疹、慢性湿疹；根据发病部位可分为耳部湿疹、乳房湿疹、手部湿疹、外阴湿疹、阴囊湿疹和肛门湿疹等；另外还有一些特殊类型湿疹，比如钱币状湿疹、汗疱疹、自体敏感性湿疹。

湿疹的临床表现多种多样，可出现在全身的任何部位，病理表现主要累及皮肤的表皮和真皮浅层。

从病程来看，湿疹的急性期，以皮肤红斑、丘疹、水疱、渗出为主；亚急性期会有脱屑和结痂的表现；进入湿疹慢性期，则会出现皮肤增厚、粗糙、色素沉着等症状，病程呈现慢性、反复性。急性湿疹若反复发作，可转为慢性；亚急性湿疹经久不愈也容易发展成慢性湿疹。湿疹容易复发，严重影响人们的生活质量。

3. 湿疹如何预防和治疗

（1）加强皮肤保湿

首先是要加强皮肤保湿，沐浴后应尽快涂抹身体乳，可以选择凡士林等温和保湿剂。

（2）避免刺激

其次要避免刺激，不要用过高温度的水清洗皮肤、暴力搔抓和过度清洁皮肤，沐浴时间最好不超过 10 分钟，每周 2～3 次为宜。选择温和不刺激的衣物和护肤品，饮食方面也要避免鱼虾、咖啡、酒类等易致敏和辛辣及刺激性的食物。

（3）合理用药

在用药方面，一般用于湿疹治疗的药物有抗组胺药、糖皮质激素、抗生素和免疫抑制剂等。抗组胺药一般被用来应对过敏反应及其引起的瘙痒。糖皮质激素则可以抑制过敏、炎症等免疫反应。强效糖皮质激素经常被用于急性过敏反应的治疗，中效和弱效的糖皮质激素也会应用在长期的湿疹治疗当中。但使用含激素的药方，一定要谨遵医嘱，以避免产生激素依赖性皮炎。

（4）中医辨证施治

中医辨证认为，湿疹大多由血虚风燥、气滞不通引起，通常患者还会合并有一定的内热症状。专家建议，根据患者舌脉和皮损等，辨证施治。

如皮损较红、发病急、有糜烂渗出，舌质较红，舌苔较黄腻，脉弦滑有力的患者，可辨证为湿热内蕴型，治疗可用消风散和防风通圣散等；这种证型多见于湿疹急性期。

如皮损不红，糜烂渗出不严重，舌质淡，苔白腻，脉滑的患者，可辨证为脾虚湿蕴型，治疗可用健脾除湿药如除湿胃苓汤、草薢渗湿汤。这种证型多见于亚急性湿疹。

如皮损肥厚、干燥、苔藓化改变，舌质淡，苔薄白，脉沉细，可辨证为血虚风燥型，治疗可用润燥止痒胶囊或当归饮子。多见于慢性湿疹。

然湿疹患者往往病程迁延日久，夹淤夹虚，证型比较复杂，患者往往不是单一证型，可配合八珍丸、肾气丸、或血府逐瘀汤等加减，也可以配合外用中药煮水洗澡，如龙胆、金银花、野菊花、地肤子、马齿苋、土茯苓等，渗出者可用黄柏洗剂湿敷，皮损肥厚患者可用柳酸酊、柳酸软膏软化，另外如氧化锌糊、消炎癣湿药膏、丹皮酚等也是不错的外用药，但是药物一定要在医生的指导下使用。

（5）饮食

戒烟戒酒，合理饮食，避免易致敏、辛辣及刺激性的食物，如鱼、虾、辣椒、咖啡、酒类等；可以多吃富含维生素 A 的食物，如胡萝卜、南瓜、玉米、红薯、菠菜、鸡蛋等。

十一、变应性鼻炎——入秋狂打喷嚏、流鼻涕，别把变应性鼻炎当感冒

夏秋换季是变应性鼻炎大肆肆虐的时候。由于变应性鼻炎有着和感冒相类似的症状，许多人在出现鼻塞、流鼻涕等症状后，往往会把它当作感冒来对待，在吃了一周的感冒药后，"感冒"还没好，这才意识到情况不对。

几天前，年仅 7 岁的小宇从早上起床就开始喷嚏连连，鼻涕不断，家长起初以为可能就是感冒，只是给他吃了一些感冒药。"感冒"还未愈，由于鼻塞、鼻痒难耐，小宇在用手不停抠鼻子后出现了流鼻血的现象，因而匆匆来到医院就医，在抽血做变应原检测后确诊为"变应性鼻炎"。

那么，如何区分自己是普通感冒还是变应性鼻炎呢？

1.普通感冒和变应性鼻炎，如何区分

普通感冒一般是由病毒或细菌引起的急性上呼吸道感染，常伴有发热、头疼、全身酸痛等症状；打喷嚏的次数不多；鼻涕开始为清水样，逐渐变成黏脓性；多在 7 天左右缓解。

而变应性鼻炎则由变应原物质引起，常伴有鼻痒、咽痒、眼痒等症状；会连续打喷嚏，清水鼻涕流不断；过程可能会持续 2 周或更久，且多数不会自愈。

除了花粉、尘螨，变应性鼻炎对温度变化也较为敏感，由热转冷的季节尤甚。变应性鼻炎患者的鼻腔黏膜已经变得比较敏感，轻微的冷热刺激和温度变化都会刺激鼻腔黏膜，从而导致出现鼻塞、打喷嚏、流鼻涕等症状。

2.换季期间，变应性鼻炎怎样预防调护

（1）注意减少冷空气对鼻黏膜的刺激

每天从被窝里出来接触到冷空气后可以用热毛巾敷一敷鼻子，或者喝杯温开水保持鼻部温暖。户外活动时，则可以通过戴口罩等方法尽量帮助口鼻部保暖。

（2）定期进行鼻腔冲洗

发作期间用盐水冲洗鼻腔，每天 1~2 次，可以辅助药物缓解症状。患者也可以在每年换季前一段时间就提前进行鼻腔冲洗，可以适当预防鼻炎在换季期间的发作。

（3）防花粉和尘螨

尽量避免到灰尘多、昆虫多的地方去，春秋季外出前一定要做好防护措施，佩戴专门的防护口罩。建议经常换洗被子，多晒太阳，外加拍打，避免毛绒类的接触，使用生物除螨喷雾剂等产品。

（4）保持通风

在外界空气较好的情况下经常开窗保持通风，保持工作和生活环境的清洁。

3. 变应性鼻炎的治疗

（1）西医治疗

1）对于轻度或季节性变应性鼻炎，可通过鼻腔冲洗或间歇性使用鼻用糖皮质激素，或口服第二代抗组胺药来缓解症状。

2）对于中重度或常年性变应性鼻炎，可采用鼻用糖皮质激素联合鼻用第二代抗组胺药，若鼻塞严重者可短时间配合使用鼻用减充血剂。

3）以上各型除了对症处理，还可以采取免疫治疗。即舌下含服或皮下注射特异性变异原，或新型靶向药物，如奥马珠单抗、度普利尤单抗等。目前认为免疫治疗是唯一可能改变过敏性疾病自然进程的方法。

4）对于伴鼻窦炎、鼻息肉等并发症患者可以配合手术治疗。对顽固性的、药物疗效不佳者，可考虑行翼管神经切断或鼻后神经切断。

（2）中医治疗

中医称变应性鼻炎为"鼻鼽"，并首载于《素问·阳明脉解》，多由禀质特异，邪犯鼻窍而引起，从病因病机上看，多认为由体质特异、肺脾肾阳气亏虚、卫外不固而引起，且郁热内蕴、寒热错杂、阴阳失调等也可致病。中医通过辨证对此类疾病进行诊断，主要有三种类型：肺虚不固鼻窍感寒证、肺脾气虚鼻窍失养型和肾阳亏虚鼻窍失温证，早期诊断对变应性鼻炎的治疗和转归有极其重要的意义。

1）对肺气虚寒以及卫表不固者，以补益肺气、温肺散寒、固表护卫为主；对脾气虚弱及化生不足者，应以温运中阳、益气健脾为主；对肾阳亏虚温养不足者，则以补肾温阳，温卫固表为主。方药常用玉屏风散、参苓白术散、肾气丸等。

2）针刺和艾灸对变应性鼻炎也有较好的疗效。研究表明，艾灸治疗对免疫球蛋白具有双向调节的作用，可快速改善机体的免疫力，从而达到扶正祛邪、平衡阴阳的目的。

3）自血疗法，将自体血液注入穴位内，对穴位产生持续性的刺激，并产生循经感传的作用，可减轻鼻部的炎症反应，促使人体产生特异性抗体，增强机体免疫功能，促进患者康复。该疗法集放血、针刺、穴位注射等传统疗法于一体，操作简便安全，治疗效果显著。此操作穴位主要选取肺俞穴和双侧足三里。

4）此外，穴位贴敷、刮痧、推拿、拔罐、穴位注射、中药泡脚等方法在临床治疗中同样效果显著，主要选用迎香、风池、印堂、肺俞、脾俞、肾俞、足三里等穴。

十二、"阳康"后调理——"阳康"后调理需要这样做

疫情放开后，"阳康"群体逐渐扩大，并陆续回归正常工作生活。但有不少人反馈，自己"阳康"后偶尔会出现乏力、胸闷、气短等情况。

为何核酸已经转阴，还会乏力气短？是否存在肺炎或者病毒性心肌炎的可能性？"阳康"后应如何调理恢复体力呢？

1. 为什么"阳康"后会乏力气短

核酸已经转阴，但是仍然感觉到乏力、虚弱，甚至有些胸闷气短。不少人"阳康"之后都出现了上述问题，这是否意味着病情还未完全好转呢？

从现代医学的角度来看，新型冠状病毒感染后大部分人因为高热出汗，导致大量钠、钾等电解质丢失，又因为饮食营养未跟进，肌肉神经有一定受损等，即使核酸已经转阴，但是身体的功能却没有完全恢复过来，所以会感觉到有些乏力、虚弱或者气短。中医认为，新型冠状病毒感染是热毒之邪伤阴，最终导致气阴两虚，故见乏力，气短。

总的来说，这种乏力、体虚、气短的感觉是新冠康复后短期内的一个正常现象，一般在"阳康"两周内可以缓解，大家不用过于担心。如果核酸转阴后身体状态还不太好，可以尝试多休息几天，不要一康复就立刻从事十分繁重的工作。

2. "阳康"后咳嗽，需要做个肺部 CT 吗

大多数新型冠状病毒感染的患者都是轻型或者普通型，一般都表现为发热乏力，咽痛，鼻塞，流涕，咳嗽等上呼吸道感染的症状，大部分人并没有累及到肺部，所以没必要检查肺部 CT。

同时，"阳康"后的持续咳嗽也并不代表新型冠状病毒感染在加重，咳嗽的症状会平均持续 2 周左右，有些患者咳嗽持续时间可长达 4 周，而单纯气道炎症引起的咳嗽，一般症状会逐渐减轻。

但是，当出现以下情况时，推荐到医院行肺部 CT 检查：发热时间比较长（高热超过 39℃超过 3 天或者中低热反复超过 5 天）；咳嗽症状比较重、持续不见好转或者咳脓痰且痰量比较大、带有气味；老年人又有基础病且体温持续性低于 35.5℃；持续性胸痛，且咳嗽或者呼吸时加重；气短、喘憋比较明显，平躺时加重；痰中带血；指血氧饱和度 <93% 或 / 和呼吸频率＞30 次 /min。

从中医的角度来看，系风邪犯肺、肺气失宣所致，起病较急，病程较短为其

证候特征，治疗宜疏风宣肺、止咳利咽。因此，当感染新型冠状病毒后出现较为剧烈的咳嗽时，可以使用一些润肺止咳的中成药进行缓解，比如急支糖浆、肺力咳、强力枇杷露、蜜炼川贝枇杷膏等。食疗方面，可以用白萝卜煮水，中医学理论认为白萝卜味辛甘，性凉，归肺、胃经，为食疗佳品，具有下气、消食、润肺、解毒生津，利尿通便的功效。

3."阳康"后如何运动，会得心肌炎吗

感染新型冠状病毒后，我们的机体免疫系统紧急响应，调动各类免疫细胞参与斗争，最终战胜了新型冠状病毒。正常情况下，15 天左右机体可以把体内病毒的代谢废物，通过尿液、痰液等体液排出。当然，有基础疾病的老年人，这个时间可能更久一些，需要及时评估和关注。

核酸检测阳转阴后，大多数人的身体状态仍较为虚弱，建议康复早期应以静养为主，尽可能多休息，让免疫系统完成自我修复，剧烈运动会增加心脏耗氧量，进一步增加心脏的负担，反而不利于身体恢复到健康状态。

转阴后运动导致猝死只是个例。猝死可能与心肌炎有关，病毒性心肌炎是感染新型冠状病毒后较为少见的一种并发症。转阴后患上心肌炎，更直接的原因是新型冠状病毒侵犯到了心肌细胞，导致心肌细胞受损，出现胸闷、窒息等不适。在这种情况下，特别是儿童和老年人，剧烈运动会成为心肌受损的导火索。

由于感染新型冠状病毒后，存在心脏、肾脏、呼吸系统和血液系统等并发症的风险。如果还有症状，不管是发热、咳嗽、咳痰，还是鼻塞、流鼻涕，或者还有头晕乏力、肌肉酸痛的症状（不包括失去嗅觉和味觉），都不宜运动。

关于转阴后多久可以开始运动，并没有统一标准。经历新型冠状病毒感染后，我们的免疫系统会出现一个较为明显的紊乱时期，它恢复到正常状态一般需要 1~2 周。因此，建议在转阴后一两周内静养，两周后待心肺症状基本消失，大家可以根据自己的身体状况逐渐恢复适度运动。在运动上，可以采用中医的八段锦，太极拳等进行锻炼，可改善机体的呼吸强度、运动能力，平缓患者焦虑、紧张的情绪。

适当的运动不仅有助于增强免疫功能，帮助身体尽早恢复，而且有益于心理健康，帮助稳定情绪、减少焦虑和抑郁的风险；也有益于提高睡眠质量，帮助大家更快入睡。

4."阳康"后如何恢复体力

那么，"阳康"之后应如何恢复体力，让身体恢复到感染之前的健康程度呢？
症见气短、多汗、胸闷、心悸、干咳者，可以服用具有补肺益肾功效的中成

药，如生脉饮、金水宝胶囊、蛤蚧定喘胶囊等；症见乏力、纳差、腹胀、便溏者，可以服用具有健脾和胃功效的中成药，如补中益气丸、参芪口服液、潞党参口服液、香砂六君丸等；症见失眠、焦虑、抑郁者，可以服用具有养心安神，疏肝解郁功效的中成药，如加味逍遥丸、百乐眠、舒肝解郁胶囊等。

在饮食上，需注意补充蛋白质、多吃蔬菜水果，可以用山药 50g、薏苡仁 50g、党参 50g 熬成药膳服用，起到补气健脾利湿的作用。

第五部分 | 冬季养肾

一、刘新祥谈冬季养生

《素问·四气调神大论》中说："冬三月，此谓闭藏，水冰地坼，无扰乎阳，早卧晚起，必待日光，使志若伏若匿，若有私意，若已有得，去寒就温，无泄皮肤，使气亟夺，此冬气之应，养藏之道也。逆之则伤肾，春为痿厥，奉生者少。"

冬季养肾，应遵守"秋冬养阴"的原则。因"人有阴阳，即为血气……阴主血，故血盛则形强"。中医讲"精血同源"即"肝肾同源"。因此，冬季养生应着重养肾，因为肾为先天之本，肾与冬气相通应，但肾精"受五脏六腑之精而藏之"。肾精的充盈与否，先天之精起到决定性的作用，同时后天之精即"五脏六腑之精"的补充尤为重要。先天之精遗传于父母，无法改变，但"五脏六腑之精"可以在日常生活中得以补充。

冬季养生最佳方法是从生活起居中养肾。

1. 保证足够的睡眠，高质量的午睡有助于恢复精力

睡眠是人体机能恢复的最好的手段，尤其对于老年人来说，优质的睡眠能够提高机体免疫力，因为"人卧则血归于肝"，肝血充足才能灌注周身，滋养经脉，同时肝藏之血亦可补充先天之肾精。作为一名老中医，上午门诊是一个高强度的脑力劳动，极度耗伤心神。多年来能够坚持临床工作，自认为得益于有个良好的午睡习惯。

2. 保持适当社交活动，调节情志

当今社会，生活节奏加快，生活工作环境出现急剧变化，人际关系不良，可引起人七情反应失常，从而导致疾病发生。如《灵枢·本神》中说："盛怒而不止则伤志，志伤则喜忘其前言，腰脊不可以俯仰屈伸。"以及"恐惧不解则伤精，精伤则骨酸痿厥，精时自下"。说明"怒""恐"等情志容易伤肾，尤其是过度

恐惧容易伤肾。对于老年人，尤其是工作退休后的老年人，生活方式的突然转变，极易产生空虚与孤独感，导致性情不定，喜怒无常，久郁而成疾。因此老年人需要保持一定的正常社交活动，如参加太极拳、八段锦、五禽戏等具有保健作用的群体活动，既锻炼身体，又有助于更好地融入社会，避免产生脱离社会的恐惧感。

3. 冬季膳食进补宜清淡，避免过食辛辣厚味

自古以来，秋冬是进补好时节，膳食进补是最为有效的延年益寿方法。同时冬季适当的进补，有助于补充先天之肾精，使得肾有所藏，来年春季才能焕发生机与活力。冬季膳食中最受大家欢迎的当属羊肉和萝卜。

《本草纲目》中记载：羊肉苦、甘、大热、无毒。具有治疗寒劳虚弱及壮阳益肾的作用。"医圣"张仲景在《金匮要略》中记载用"当归生姜羊肉汤"来治疗血虚内寒导致的寒疝腹中痛及胁痛里急者等病。"冬吃萝卜夏吃姜"这句谚语大家都耳熟能详，其下句则是"不用先生开药方"。是因为冬季最为常见的萝卜，不仅是一种蔬菜，更是作为一味中药材伴随于大家生活中。如《日华子本草》中记载萝卜"能消痰止咳；治肺痿吐血；温中，补不足"对于"治劳瘦咳嗽"，则常"和羊肉、鲫鱼煮食之"。冬季食疗补肾，同时可适当选取部分具有药食同源性质的滋补性中药材，如黑豆、熟地黄、黄精、山药等。

但当今生活水平提高，部分人群出现营养相对过剩，因此冬季进补尤当慎重，要根据自身情况进补。不能因为满足口腹之欲而过食肥甘厚味之物，诱发疾病。冬季药补必要时可在专业人士指导下进行。

二、尿毒症——28 岁小伙患上尿毒症，做好这三件事避免肾损伤

今年 28 岁的小余双下肢水肿 1 个月有余，且伴有全身乏力、面色惨白，小余没有多想，以为是自己长期坐办公室导致的双下肢水肿，可不料情况越来越严重，赶紧前往医院就诊。通过检查发现，小余双肾已经萎缩，诊断为尿毒症。原来，小余 8 年前就确诊有原发性高血压，但因为担心降压药有副作用而没有按照医嘱服药，结果竟导致了尿毒症的发生。

冬季常被肾病患者称为"多事之秋"。是因为到了冬季，随着人体血管收缩，血压会有所升高，从而容易造成血管异常，影响到肾脏健康。有肾病的患者，有可能出现病情反复的情况。尿毒症是最严重的肾病，尿毒症发生的原因有哪些？尿毒症的发生有哪些预警信号？一起来认识一下尿毒症。

1. 什么是尿毒症

尿毒症是急慢性肾衰竭的晚期阶段，一般指慢性肾脏病的 4 期和 5 期。此时，患者的肾脏已经无法发挥正常的功能，会出现水、电解质酸碱平衡紊乱和肾脏内分泌功能失调，还会出现代谢终末产物和毒性物质在体内大量潴留，从而引起一系列症状和体征。

尿毒症是现代医学的病名，中医古籍中并无此名。从尿毒症的症状来看，相当于中医的"关格"描述。《证治汇补》载：关格者，既关且格，必小便不通，旦夕之间，陡增呕恶，此因浊邪弥漫三焦，正气不得升降，所以关应下而小便闭，格应生而生呕吐，阴阳闭绝，一日即死，最为危候。

2. 尿毒症是如何引起的

尿毒症的发生原因主要有以下因素。

（1）慢性肾小球肾炎

因为长期的肾小球病变不断损害，以致肾脏逐渐失去功能，肾炎晚期是我国引起尿毒症最常见的原因。

（2）肾小管间质性肾炎

如慢性肾盂肾炎反复细菌感染，导致肾脏发生纤维化萎缩失去肾功能。

（3）高血压

长期的原发性高血压使肾脏的肾小球受到硬化，肾脏功能受到破坏，最终导致肾衰竭。

（4）继发于系统性疾病

常见的有系统性红斑狼疮等。

（5）代谢性疾病

如糖尿病肾病的晚期，痛风性肾病晚期都可以导致尿毒症。

（6）慢性尿路梗阻

由于长期的慢性尿路梗阻导致正常尿液不能及时排出体外，造成双肾积水，直接影响肾实质，若得不到及时治疗，最终会造成尿毒症，随着医疗条件的好转，由尿路梗阻引起的尿毒症患者有所减少，但也不能忽略这种原因。

（7）先天性疾病

例如多囊肾，随着年龄的增长病情也在恶化，有的患者甚至20多岁就发展成尿毒症阶段，多数则在40～50岁以后才有可能。

3. 尿毒症有哪些预警信号

生活中发现身体上的一些异常变化，有助于提前发现肾衰竭，及时控制病情的发展。一般来说，如果肾功能出现明显的异常，身体有三个地方可能会出现发臭，要警惕严重肾脏病变的可能。

（1）尿液气味过重

如果排出的尿液中有明显的氨味或臭味，甚至呛鼻子，这说明了肾脏的过滤功能可能出现了问题。由于肾脏过滤性降低，身体内的毒素不能及时排出，时间一长就会在人体内蓄积，血中尿素氮水平明显增高，从而导致尿中尿素氮浓度升高，所以尿中会出现刺激性的氨味或臭味。当然这也需要结合其他情况进行判断，比如是否合并尿量、尿色的异常、尿量增多、水肿等症状，以此进行综合判断。

（2）口腔出现臭味

肾脏的主要功能是排泄，如果肾功能出现明显异常，就会导致排泄出现问题，进而引起体内的毒素无法排出体外，这个时候身体内多余的尿素、氨等就会进入血液，从而引起人体呼吸的时候出现氨臭味，甚至会出现类似于尿液的气味。当然这种情况下，也要排除消化道问题的可能，比如肠道，肝脏等部位的病变。

（3）汗液出现尿骚味

一般正常情况下，我们的汗液是没有异味的，但是如果肾脏出现问题，很多患者会出现皮肤大面积发臭的问题，这种味道和尿骚味类似，如果皮肤出现这种情况，也要提高警惕。

4. 如何保护肾脏，避免肾损伤

肾脏是我们人体非常重要的代谢器官，也是很容易出现问题的器官。要保护好我们的肾脏，需要注意这5点。

（1）不要滥用药物

现在很多药物都有一定的肾毒性，所以大家如果服用药物，一定要在专业的医生或者药师指导下进行，切忌自己乱服药。

（2）不要长期熬夜

熬夜对肾脏也是有一定伤害的，因为长期熬夜会导致身体内分泌紊乱的问题，时间久了会对肾脏产生影响。

（3）不要吸烟

烟草中有害物质非常多，如果长期吸烟，不仅可能会增加肺癌的发病风险，还会损伤包括肾脏等在内的多种脏器，所以为了肾脏的健康，一定要及时戒烟。

（4）注意调整自己的饮食结构，多饮水

肾脏负责身体的排泄，研究表明，一些高蛋白的饮食会导致肾脏的负担加重，可能会导致肾功能出现衰退，所以对于肾功能不好的人来说，高蛋白的饮食最好适量食用，以免加重肾脏的负担。

（5）注意定期体检

现在很多年轻人，诊断出尿毒症，既有本身基础疾病的原因，同时也有不重视体检的原因，进而导致小病拖成大病，普通肾病拖成尿毒症，所以说想要保持肾脏的健康，及时到医院体检也非常重要。

三、盆底肌无力——一咳嗽就漏尿？三招改善你的尴尬

曹女士今年 51 岁，是 2 个孩子的妈妈。8 年前，曹女士在行走及咳嗽时小便点滴不停，近 2 年来，情况加重并阴道前壁膨出，不仅次数频繁，且白天漏尿增多，量多时可浸湿内裤，离不开尿垫，外阴每天浸泡尿液中，不便社交。由于曹女士自己觉得难以启齿，一直未予治疗。

其实，曹女士的情况并不少见。产后漏尿是许多女性产后面临的常见问题，在医院妇科，经常有产后不久的妈妈满脸通红地问医生，产后咳嗽或大笑时，自己总是憋不住尿，这到底是怎么回事呢？事实上，这正是女性盆底肌功能出现损伤的典型表现。

1. 产后漏尿的背后原因是什么

产后尿失禁是压力性尿失禁的一种，指喷嚏或咳嗽等腹压增高时出现不自主的尿液自尿道外口渗漏的现象，80% 压力性尿失禁的患者伴有阴道前壁膨出。90% 以上的压力性尿失禁为解剖型压力性尿失禁，为盆底组织松弛、盆底肌功能减弱引起；不足 10% 的患者为尿道内括约肌障碍型，为先天发育异常所致。

盆底松弛多见于产后女性。那是因为，女性在分娩过程中，盆底韧带和肌肉产生过度伸张作用，承担盆底的器官肌肉可能会受到一定的损害。在正常情况下，当膀胱储存了一定的尿液，盆底肌肉可以抵挡住增强的上腹压，但在产后女性盆底肌功能出现损伤时，就顶不住这些压力，容易发生产后尿失禁。对于多产或难产后的女性而言，盆底松弛的情况更为常见。那是由于分娩次数过多或分娩时间过长，女性的盆底肌被更加明显地扩张，盆底肌纤维可能发生更加严重的断裂，因此导致不能恢复到产前的状态，发生肌肉松弛的情况。

一旦出现了盆底松弛，女性就可能出现压力性尿失禁、便秘或子宫脱垂，对女性的正常生活造成较大影响。

既然盆底松弛多见于产后女性，那么，是不是如果选择剖腹产，就不会导致盆底松弛呢？答案是否定的。

人体的盆底肌肉承载着子宫、阴道、尿道、膀胱及直肠。当盆底肌肉发生松弛时，会导致以上器官解剖位置的改变，并出现功能障碍的一系列症状。剖宫产手术本身对盆底肌没有影响，但妊娠期增大的子宫对盆底肌的长期压迫，对盆底肌是有影响的。因此，只要经历了妊娠这一过程，不管是顺产还是剖腹产，都有导致盆底松弛的风险。

2. 盆底肌松弛与哪些因素有关

综上可以看出，盆底肌的松弛和损伤与妊娠、分娩密切相关，事实上，妊娠和分娩也是导致盆底肌松弛或损伤最重要的原因。那么，除此之外，还有哪些情况有可能导致盆底肌松弛呢？

其一，长期腹压高会影响盆底肌功能。长期便秘、咳嗽以及从事重体力劳动，容易导致腹腔压力高，引起盆底肌肉损伤后松弛。

其二，自然衰老也会导致盆底肌松弛。随着女性年龄的增长，绝经后雌激素水平下降，盆底肌肉发生老化松弛，还可能发生盆底器官的脱垂，如膀胱脱垂、子宫脱垂。

要判断自己是否存在盆底松弛情况，可以通过以下方法。

1）可以留意是否存在咳嗽、打喷嚏、跑跳后出现漏尿的情况。

2）可以感受一下小腹或外阴有无下坠的感觉，触摸或感觉阴道口有无物体堵塞。

3）判断自己有无阴道松弛的症状，如阴吹（阴道里有排气的感觉）、性生活时对方感觉较为松弛等。

4）还可以通过观察排尿过程中能否达到中断尿流的目的来判断。

5）可以到医院进行盆底肌评估，如果盆底肌测试过程中，发现低于Ⅲ级或者等于Ⅲ级，一般就可以诊断为盆底肌松弛。

3. 盆底肌松弛如何治疗

（1）凯格尔运动

仰卧在床，双脚屈膝微开 7～8cm，收紧肛门、会阴及尿道 5 秒，然后放松，心里默数 5 下再重做，每次运动做 10 次左右。

同时有规律地抬高臀部离开床面，然后放下，每次运动也在 10 次左右。起初，收紧 4～10 秒即可。

（2）盆底康复仪治疗

可以在产后采用盆底康复仪治疗，通过个体化电击和生物反馈疗法，唤醒、激活盆底肌，加快产后阴道及盆底的张力和弹性恢复，促进盆底恢复。但需注意，这种治疗方式最好在医生指导下操作。

（3）手术治疗

针对压力性尿失禁锻炼恢复欠佳，或者病程时间长，经锻炼难以恢复，尤其是经妇科检查伴有阴道壁脱垂，严重影响生活者，可以考虑行手术治疗，手术治疗适用于重度患者，如膀胱尿道悬吊术及阴道无张力尿道悬吊术。手术后 1 年治愈率为 85%~90%，随着时间推移会稍有下降。

从中医学角度而言，盆底松弛属于筋伤或筋病，术后配合中药补益气血，针灸等对症治疗恢复快，疗效肯定。

（4）饮食调理

正确的饮食习惯对改善尿失禁的情况也大有帮助，压力性女性伴有漏尿者要注意多喝水、多吃水果、高纤食物，以防止便秘。压力性尿失禁中医多责之于气虚、气陷，可以通过补益气血，补气升提等方法治疗，可以在专业医生指导下服用补中益气丸或者在日常饮食中加入黄芪、党参、大枣、山药、枸杞子、益智仁等补气血类中药调理。

四、痛经——忍忍就过去了？可能是身体向你发出的求救信号

小张，25 岁，来月经前 1 周开始小腹坠胀，乳房胀痛；来月经头 2 天小腹疼痛难忍，不能正常工作，月经干净后就一切恢复正常。

小朱，19 岁，每次月经前和月经期都没有什么感觉，一到月经快干净的时候就出现小腹不适，伴有腰骶部疼痛。

对于临床很常见的一大类疾病月经不调来看病的患者，听其描述月经情况，我们都会问一句，平时会痛经吗，很多人以为是常规的月经询问，殊不知，这其中包含了大学问。临床中因为单纯痛经来就诊的患者并不常见，一般是因为痛经非常剧烈，严重影响工作生活的，才重视起来；还有因季节、经期喜食寒凉生冷导致痛经出现，且痛经越来越严重。

1. 什么是痛经

痛经是伴随着月经出现的疼痛，是指女性在行经前后或经期出现周期性小腹或腰部的疼痛难忍或痛及腰骶，程度较重的会影响生活和工作。因此痛经出现的时间也是因人而异，不仅仅是出现在月经，也可以出现在来月经之前或者月经快干净的时候，所以，对于我们前面提到的两个案例，相信大家已经有了自己的判断，小王和小丽都是属于痛经。

疼痛是机体向我们发出的求助信号，提示我们应该要重视起来，必要时应及时前往医院寻求医生的帮助。很多痛经的患者朋友往往吃止痛药来度过这一段"非常时期"，而忽视了机体发出的求救信号，造成延误病情、漏诊的情况也不少见。在临床上，根据引起痛经的病因不同，痛经又分为原发性痛经和继发性痛经，原发性痛经是无器质性病变的痛经，以青少年女性多见；继发性痛经是由于盆腔脏器出现器质性病变，如子宫内膜异位症、子宫腺肌病、盆腔炎或宫颈狭窄等引起的痛经，常见于育龄期妇女，针对不同的病因我们采取的治疗手段就会不一样。对于痛经的患者，建议前往相关的医疗机构完善妇科 B 超检查，排除盆腔脏器器质性病变引起的痛经。

2. 如何预防和治疗痛经

1）注意经期和产后卫生，临近经期忌食生冷。产后不可过用寒凉或滋腻的药物，注意保暖，防止淋雨涉水以减少痛经发生。

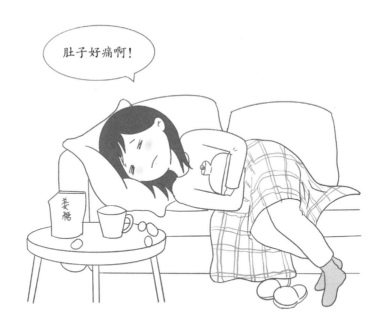

2）保证充足的休息和睡眠，慎勿为外邪所伤。平时加强体育锻炼，增强体质，戒烟戒酒。

3）调节情志，保持心情愉快。调整好生活节奏，控制自己的情绪变化，有利于痛经的防治。

4）定期进行妇科普查，早期发现疾病，早期治疗。对于痛经的治疗与防治，还需要根据医生辨证，患者切忌擅自诊断用药，以免耽误病情。

5）中医辨证施治。中医认为，痛经的发生与女性特殊的生理状态有关，经期前后冲任气血变化急骤，邪气外侵或气血素虚，气血运行不畅，"不通则痛"，气血失于濡养，"不荣则痛"。应根据患者舌脉和疼痛性质等，辨证施治。

如经期小腹冷痛，得热痛缓，经量少，色暗有块的患者，可辨证为寒凝血瘀证，治疗可用少腹逐瘀汤、温经汤等。

如经期腹疼痛拒按，月经量少，块下痛减的患者，可辨证为气滞血瘀证，治疗可用膈下逐瘀汤等。

如经后下腹绵绵作痛，经量时多时少，腰膝酸软的患者，可辨证为肝肾不足证，治疗可用调肝汤等。

也可以配合针灸治疗，实证：三阴交、中极、次髎；虚证：三阴交、足三里、气海。另外也可用化瘀止痛膏、消癥散（本科协定方）外敷下腹部，连敷 1~3 个月经周期。

五、脱发——秋冬落叶季，脱发怎么办

"风萧萧兮易水寒，秋冬脱发老大难。"一到秋冬季节，许多人就有了来自这个季节的烦恼，"头发像落叶一样掉个没完"。今年55岁的王阿姨就深受脱发困扰。原来，入冬后，王阿姨洗头发的时候明显觉得头发脱落得比平常多，就是梳个头，也会不小心梳下来一大把。

原来，秋冬季节，由于毛发处于休整期，加上气温下降，天气过于干燥，头皮中的油脂过少，因此比其他季节更容易脱发。那么，头发一天掉多少根才算脱发？脱发有哪些类型，又如何预防呢？

1. 如何自测"掉发"和"脱发"

正常的毛囊生长是有周期规律的，一般有3个周期：生长期2~7年，此后毛囊进入退行期；退行期2~4周，毛囊准备脱发；毛发脱落后，毛囊进入休止期，2~4个月后再次进入生长期。

正常成人每天脱落50~100根，脱落的都是处于退行期及休止期的毛发，由于进入休止期与新进入生长期的毛发不断处于动态平衡，故能维持正常数量的头发，此即生理性脱发。如果每天掉的头发数量在100根以上，连续超过1个月，且没有停止的迹象，严重时部分区域出现稀疏，这种情况才被称为脱发。

可是在生活中，我们没办法将所掉的头发全部收集起来，那么，要如何判断自己掉的头发超过了正常数量呢？可以试试"拉发测试"。可以在5天不洗头的情况下，用拇指、示指（食指）和中指夹住40~60根头发，从头发根部缓慢顺着头发轻拉，如果只有1~2根头发脱落，不用担心；如果脱落3根头发以上，要留心脱发问题；如果一次脱落超过5根头发，这时称拉发试验阳性，说明存在病理性脱发。

2. 临床常见的脱发类型

在临床中，最常见的病理性脱发有以下几种。

（1）雄激素性脱发

脱发门诊中90%的患者都属于雄激素性脱发。雄激素性脱发是起始于青春期或青春后期的一种进行性毛囊微小化的脱发疾病，男女均可患。男性雄激素性脱发临床表现为额角发际线明显后移，或头顶毛发减少，呈"地中海"状，头发稀疏、松软，女性雄激素性脱发，主要表现为头顶稀疏，头发呈弥散性脱落，发质油腻（或干枯），但是发际线并未见明显后移，额角头发也很少脱落。

对于雄激素性脱发，目前主要采取口服药物与外用药物治疗，有条件的患者也可选择富血小板血浆（CGF）和毛发移植术，主要取决于患者对自己脱发的重视程度。

（2）休止期脱发

正常人每天可有不同程度、数量的脱发，这并不是病，只有当一个人的头发每天脱落数量超过100根时，或者说某一部位出现头发明显减少，就可称为病态脱发。休止期脱发是一种由于毛囊周期紊乱、以大量休止期毛发同步脱落为特征的弥漫性、非瘢痕性脱发疾病。休止期脱发是弥漫性脱发最常见的病种。

急性休止期脱发起病急，每天脱发量超过300根，常引起患者心理压力增大。潜伏期一般为2~3个月。病程多持续4~6个月，大部分患者脱发能在半年内自行得到控制，也可能转变为慢性。而慢性休止期脱发往往与慢性病伴发，可称为慢性弥漫性休止期脱发，少数属特发性，即慢性休止期脱发，无明显病因。病程常超过6个月，可长达2~3年甚至更久。

休止期脱发可以采用生发药物进行治疗，若脱发严重，影响美观，则可采用植发的方式。

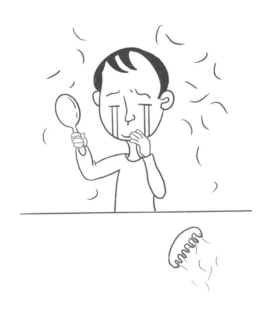

（3）斑秃

斑秃，俗称"鬼剃头"，主要表现为头发突然成片迅速脱落，脱发区皮肤光滑，边缘头发松动，容易拔出，脱发区多呈圆形或椭圆形。轻症患者大部分可自愈，约半数患者反复发作，可迁延数年或数十年。少数患者病情严重，脱发可累及整个头皮。本病可发生于任何年龄，中青年多见，无明显性别差异。

针对斑秃的治疗，目前可通过口服药物和皮损内注射等方法。

3. 生活中如何预防脱发的发生

1）注意均衡饮食，少吃刺激性食物，日常可补充矿物质、维生素、氨基酸等，多补充优质蛋白质和碳水化合物，多吃优质肉类如鱼肉、牛肉等。

2）保持充足的睡眠，避免长期熬夜，保持舒缓的情绪，避免过度的精神刺激。

3）避免快速减肥，尤其是节食减肥，不要通过不吃碳水化合物如米饭等来减肥，这是引起脱发的原因之一。

4）减少头发烫染，不要滥用护发产品。烫发、染发使用的化学药水，容易造成头发的脱落和头皮毛囊的损伤。

5）注意保持头皮的卫生。不同发质选择不同洗护品，清洁频次也要有所不同。洗头发的水温不宜过高，应控制在38℃～40℃，以免损伤头皮。洗发时，可轻轻按摩头皮促进局部血液循环，同时彻底清洁洗发水残余。充分擦干头发（无水珠滴落）后，再用吹风机冷热交替吹头发，尽量让吹风机距离头发10～15cm。

6）一旦发现自己有脱发现象，要及时到正规医院就诊。

六、骨质疏松——明明没有摔跤，怎么会骨折了

65 岁的陈奶奶平时有糖尿病、高血压、腰椎间盘突出病史，但没有外伤史，近期却突然出现腰部疼痛，不能起床及翻身的情况，陈奶奶开始以为是腰椎间盘突出这个老毛病引起的，来到医院后检查发现，原来是腰椎骨折导致的疼痛。这让陈奶奶感到十分奇怪，自己没有摔过，没有外伤史，怎么会无缘无故骨折呢？

实际上，在医院经常会有这样的患者来就诊，患者往往没磕没碰，无外伤史，只是搬了一下重物、轻微扭伤，甚至打了个喷嚏就骨折了。这种情况往往发生在老年人身上，而其"元凶"正是骨质疏松。

1. 什么是骨质疏松

骨质疏松症是以骨量减少，骨质量受损及骨强度降低，导致骨强度下降，骨头"变脆"，容易发生骨折为特征的全身性骨病。骨质疏松素有"沉默的疾病"之称，随着人慢慢变老，钙质悄悄流失，人体就容易发生骨质疏松。因此，骨质疏松好发于老年人，尤其偏爱绝经后女性。

但是，骨质疏松早已不是老年人的"专利"。人在 30~40 岁之前是储存骨骼峰值量和质量的阶段，这个阶段积累的骨骼峰值量越高，发生骨质疏松的时间就会越晚，程度也越轻。可现在的年轻人，由于饮食、工作和生活习惯的改变，大大增加了受骨质疏松症侵犯的风险。

患有骨质疏松的骨骼是十分脆弱的，即使没有明显的外伤史，甚至有些日常的轻微动作也会引起骨折：如咳嗽、抱小孩甚至用力呼吸等都有可能导致骨折。常见的骨折部位有脊椎骨、肋骨、股骨颈、桡骨、股骨上端等。骨质疏松症导致的骨折易引发放射性疼痛，由于没有外伤史，很容易被忽略。

2. 骨质疏松有哪些表现

那么，患有骨质疏松会有哪些症状呢？可以注意这 3 类情况。

（1）周身疼痛

患者的腰部、背部出现疼痛感，也有可能会出现全身关节、骨骼疼痛的症状，尤其是活动之后或者晚上睡觉的时候疼痛症状更加明显。

（2）驼背，身高降低

老年患者可能会出现脊柱变形的情况引起驼背、脊柱畸形。

（3）脊柱及其他部位的骨折（常见）

病情比较严重的患者有可能出现胸椎、腰椎、髋部、骨盆、肋骨等部位骨折的情况。

3. 喝碳酸饮料会导致骨质疏松吗

有一种流行的说法认为，喝碳酸饮料会导致骨质疏松，这种说法过于片面，但是，喝碳酸饮料和骨密度的降低有一定联系。

可乐中真正的酸味物质是被称为碳酸中的中强酸物质——磷酸。磷是维持人体正常机能不可缺少的矿物质之一，作为构成骨骼的重要成分，磷和钙是一对冤家。当钙磷的比值是 2:1 时，可以促进钙的吸收。目前，主流研究认为如果长期摄入过多的磷，就会损害钙磷的平衡机制，此时磷就会将钙"赶出"人体，使得骨头"基建"缺乏"原材料"钙，从而不利于骨代谢和骨质疏松的防治。

那么，喝可乐会导致体内磷过多吗？对于 18~49 岁的成人来说，每天磷的推荐摄入量是 720mg，最高不超过 3 500mg。市面上在售的 1 罐听装可乐中大约含磷 33mg。1 罐听装可乐磷的含量还不如喝 100mL 牛奶（73mg 磷），或吃 1 个鸡蛋（65mg 磷）来得多。

但是，这也不代表可以肆无忌惮地享受"肥宅快乐水"了。因为碳酸饮料口感酸爽，长期习惯于喝碳酸饮料的人会无形中减少牛奶、豆浆、酸奶、矿物质水等饮品和正常饭食的摄入，减少了钙质、益生菌、氨基酸、蛋白质和矿质微量元素的摄入，间接影响骨量积累。此外，长期大量摄入可乐导致的持续高糖摄入会造成脂肪的积累，而脂肪细胞的增多会造成骨细胞的减低，从而影响成骨。

4. 哪些人需要特别关注骨质疏松

年龄超过 50 岁的女性、低体重、长期卧床、酗酒、吸烟、运动缺乏、钙的摄入量减少、过量饮用碳酸饮料、过早绝经、家族史、患有糖尿病等疾病、长期使用影响骨代谢的药物（如糖皮质激素）等人群是骨质疏松的高发人群。

5. 骨质疏松可以预防吗

事实上，骨质疏松没有那么可怕。通过科学预防，改变不良习惯，坚持健康的生活方式，是可以避免发生骨质疏松的。

（1）补充适量钙质

每个年龄段的人群都要注意钙的摄入量，除了每天喝牛奶以外，也要从其他钙含量丰富的食物中获得钙，如牛奶、虾皮、麻酱、黑芝麻、海带、大豆及其制品、蛋黄、海米、核桃、坚果等。

（2）适当运动，强健骨骼

每天锻炼 30 分钟左右，每周坚持锻炼 5 天，就足以保持骨骼健康。运动难度要由简单到复杂，并适当增加运动器官的灵敏、协调、耐力和力量的锻炼。需要提醒的是，骨质疏松症人群应避免冲击性强的运动，还要避免需要前后弯腰的运动，如仰卧起坐、划船等。

（3）平日里适时晒太阳

一般来说，人体 15% 的皮肤暴露在阳光下时，年轻人每周累计晒太阳 40 分钟、老年人每周晒太阳 60 分钟就能获得充足的维生素 D。但晒太阳不能盲目，应在 9—10 时晒太阳，这时的阳光以温暖柔和的红外线为主，是一天中晒太阳的第一个黄金时段。而 9—10 时、14—19 时两个时间段阳光中的紫外线中的 A 光束增多，是储备体内维生素 D 的大好时间，对于缺钙或者骨质疏松人群，应该在这两个时间段好好晒太阳。

（4）养成健康的生活方式

如吸烟、酗酒、高盐饮食、过量咖啡、活动过少或过度运动等均是导致骨质疏松的危险因素，要尽量避免。此外，一部分中老年人，轻微的外伤就可能发生骨折，生活中需预防跌倒、坠床与意外损伤。

（5）定期检查骨密度

人到中年，尤其妇女绝经后，骨丢失量加速上行。此时期应每年进行一次骨密度检查，对快速骨量减少的人群，应及早采取防治对策。

七、颈椎病——颈椎病找上门，这些坏习惯可能你天天在做

32 岁的小凡是一名公司文员，每天都要面对电脑进行文字编辑工作。有时忙起来一坐就是整整一上午或一下午。中午没有地方休息，就只能趴在桌子上睡一下。最近她时常觉得腰酸背痛，有时还感觉到手麻、腿麻，经医院检查发现，小凡患上了颈椎病。

白天坐办公室，晚上也对着电脑，一天下来，腰痛、脖子痛……许多上班族都有这样的烦恼，而颈椎病也尤其"青睐"久坐不动的人。哪些因素容易导致患上颈椎病？得了颈椎病还能治好吗？今天我们一起来认识了解颈椎病。

1. 颈椎病是什么

颈椎病又称颈椎综合征，是颈椎骨关节炎、增生性颈椎炎、颈神经根综合征、颈椎间盘脱出症的总称，是一种以退行性病理改变为基础的疾患。主要由于颈椎长期劳损、骨质增生，或椎间盘脱出、韧带增厚，致使颈椎脊髓、神经根或椎动脉受压，出现一系列功能障碍的临床综合征。

颈椎病可分为：颈型颈椎病、神经根型颈椎病、脊髓型颈椎病、椎动脉型颈椎病、交感神经型颈椎病、食管压迫型颈椎病。其主要表现为椎节失稳、松动；髓核突出或脱出；骨刺形成；韧带肥厚和继发的椎管狭窄等，刺激或压迫了邻近的神经根、脊髓、椎动脉及颈部交感神经等组织，引起一系列症状和体征。

颈椎病好发于长期伏案工作者、司机和老年人，常有颈部、肩部酸痛不适、手指麻木等症状，对日常生活及工作都有很大影响。近年来 40 岁以下患颈椎病人群的发病率已经逼近 50 岁以上年龄群体。

2. 哪些因素容易患上颈椎病

颈椎病的形成主要与以下四大因素有关。

（1）与颈部外伤有关

颈部受过外伤的，没有得到很好的治疗或者没有很好地做到保健的，也比较容易引发颈椎病，有事实证明有 50% 的髓型颈椎病与颈部受到的外伤有关。

（2）不良姿势

因不良姿势引起的颈椎病也非常多，如说躺在床上看书、看电视，枕头过高

或者过低，在座位上睡觉等，还有一些司机朋友们在车上睡觉也会引起颈椎病。

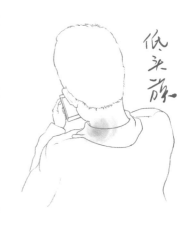

（3）职业

长期使颈部保持同一种姿势，比如说长期伏案工作者（教师，从事编辑、纺织、手工等工作的）。

（4）受风寒湿侵袭

中医上讲，风寒湿侵袭、经络受阻，不通则痛，因此说颈椎受风寒侵袭可诱发颈椎病，引发一系列临床症状，因此特别提醒，注意保护颈椎避免受风寒侵袭，预防颈椎病的发生。

3. 得了颈椎病如何治疗

当患者仅出现颈后部肌肉僵、酸、沉、凉、痛等不适感时，往往为颈椎病的早期症状，通过非手术治疗就可以控制症状，减少复发，但是少数严重压迫神经根或脊髓的患者需要进行手术治疗。总体而言，颈椎病的治疗方法主要有以下几类。

（1）改善生活方式

得了颈椎病后要注意改善长时间低头的习惯，注意保持脊柱的正直，避免颈椎长时间维持在屈颈姿势。可以选择游泳等锻炼颈肩腰背部肌肉的运动方式，适当做些颈后部肌肉等长收缩抗阻训练。

（2）药物治疗

可选择性应用止痛药、镇静药、维生素（如维生素 B_1、维生素 B_{12}），对症状的缓解有一定的效果。可尝试使用硫酸氨基葡萄糖和硫酸软骨素进行支持治疗。

（3）中医治疗

可以选择针灸、推拿按摩、牵引、中药外用和内服等中医治疗方法。但是需要注意，并不是所有颈椎病都适用中医治疗，建议在正规医院明确诊断后，再选择合适的治疗方法。

（4）物理治疗

一般采用直流电离子导入疗法、低频调制的中频电疗法、超短波疗法、超声波疗法、高电位疗法等治疗方法，扩张血管，改善局部血液循环，促进神经和肌肉功能恢复。

（5）手术治疗

当患者出现保守治疗3个月无效或尽管有效，但是停止治疗后症状反复发作，影响正常生活和工作；神经根性疼痛剧烈，保守治疗无效；上肢某些肌肉出现肌无力，甚至肌萎缩，经保守治疗2~4周后仍有发展趋势等情况时，应采取手术治疗。

4. 颈椎病可以预防吗

得了颈椎病往往会对生活造成很大的困扰，那么，该如何预防颈椎病的发生呢？

（1）注意活动颈部，做颈椎操

看书或者看手机的时候，不要长时间窝在某一个角落，要适当换换体位；看电视、玩电脑的时候最好坐直，抬头挺胸，不要缩成一团。电脑面前坐了一段时间，可以站起来活动颈椎，颈椎操是最好的选择。可以以头顶或下颌为笔头，用颈为笔杆，反复书写"米"字，每次书写5~10个字。

（2）选择合适的枕头高度

人体有三分之一的时间都在睡眠中度过，所以枕头的高度对颈椎也有较大的影响。枕头高度的选择原则是"仰卧低，侧卧高"。仰卧者枕头高度为自己一个拳头的高度即可，侧卧者枕头高度为自己一个半拳头的高度为宜。

（3）注意颈部的保暖

冬天气温比较低，最好戴着围巾或者用热水袋保证颈部的温度。因为温度低，容易导致血液循环不良，长期积累会形成肿块或者更严重。

（4）保持适量的运动

有很多运动项目都是可以锻炼到颈椎的，例如打羽毛球、篮球等，涉及抬头低头等动作。可以在工作之余，保持适量的运动。

（5）避免从事重体力劳动

平常应当注意保护颈部，避免参加重体力劳动、提取重物等，防止其受伤。颈椎病患者在从事重体力劳动后症状有可能会加重。

八、腰椎病——腰痛不已，休息也无法缓解，必须要"开大刀"吗

家有爱孙，那当然是当成手心里的宝贝，舍不得撒手。但 63 岁的喻奶奶自从抱了一下孙子后，突然出现腰痛，并且右腿像电打了一样又痛又麻，在当地医院诊断为腰椎间盘突出症。腰椎间盘突出症对于大家来说并不陌生，这是一种好发于中老年的腰椎病。

实际上，在生活中，很多人都会出现喻奶奶这样的情况。腰椎病发生时有哪些症状？腰椎病分为哪几种类型？日常生活中如何做好预防呢？一起来认识一下腰椎病的"真面目"。

1. 什么是腰椎病？

腰椎病是脊椎病的一种，是指一类以椎间盘退变为主导致的腰椎椎间盘突出，腰椎管、椎间孔、椎间隙狭窄，腰椎椎体滑脱、关节不稳以及腰椎周围软组织的急性及慢性损伤等一系列疾病群。腰椎病常见的临床表现为腰痛、腰部活动受限以及下肢疼痛、麻木，间歇性跛行等临床症状。

随着中国老龄化人口比例不断增加，腰椎疾病发病率正逐年增长。根据数据统计，我国约有 2 亿腰椎病患者群体；约 80% 的人一生中都有过腰痛的症状，发病率仅次于普通感冒。近年来，腰椎病在人群中的发病呈现低龄化趋势，除了中老年人，学生、白领、司机等人群逐渐成为腰椎病的多发人群。

2. 腰椎病主要有哪些类型

（1）腰椎间盘突出症

腰椎间盘突出症指腰椎间盘退变后纤维环破裂，突出（或脱垂）的髓核组织压迫周围神经组织引起的一系列症状。腰椎间盘突出症常发病于 20～50 岁患者中，男性发病率高于女性，腰 4/5 及腰 5/骶 1 椎间盘突出发病率最高，占 90%～97%。

（2）腰椎管狭窄症

腰椎管狭窄症指腰椎管、神经根管、侧隐窝或椎间孔因先天性椎管发育不全。此外，骨纤维组织增生、腰椎移位等，可导致管腔内径相对狭窄，引起神经及血管受压出现临床症状。该疾病常发病于 50～60 岁的中老年人，女性发病率高

于男性。

（3）腰椎滑脱

腰椎滑脱是指先天性发育不良、创伤、劳损等原因造成相邻椎体骨性连接异常，而发生的上、下位椎体部分或全部滑移。根据腰椎滑脱发生原因分为退变性滑脱及椎弓峡部裂性滑脱，前者多发生于 50 岁以上的中老年人，女性患者多于男性；后者初次就诊常见于青少年，男性发病率高于女性。

（4）腰椎侧凸

腰椎侧凸指的是先天性脊柱发育异常及后天性退变导致腰椎的一个或数个节段在冠状面上偏离身体中线向侧方弯曲，形成一个带有弧度的腰椎畸形。根据其发生原因可分为退变性腰椎侧凸及特发性腰椎侧凸。

前者老年人发生比率高于学龄儿童及青少年，60 岁以上人群腰椎侧凸发生比率高达 15%；后者常发生于 7～14 岁青少年患者，女性患者发病率远高于男性，我们青少年人均发病率 1%～2%。

（5）腰肌劳损

腰肌劳损指的是腰部肌肉及其附着点的慢性积劳性损伤，常伴有局部无菌性炎症。70% 以上的成年人都曾发生过腰肌劳损导致的腰部疼痛，常发生于 30～50 岁的中青年人，和长期维持腰椎不良姿势关系密切。

（6）椎间盘源性下腰痛

盘源性腰痛指的是椎间盘内紊乱如退变、纤维环内裂症、椎间盘炎等刺激椎间盘内疼痛感受器引起的慢性腰痛。该种疾病常发生于 40 岁左右患者，发病无明显性别差异。

3. 腰椎病如何治疗和预防

腰椎病患者可通过保守治疗有效控制症状，减少复发，提高患者生活质量，部分伴有先天性腰椎结构发育异常，神经根、脊髓严重压迫或通过保守治疗症状无法得到有效改善的患者需行手术治疗。

其中保守治疗包括一般治疗及药物治疗，一般治疗主要通过纠正患者不良姿势、加强腰背部肌肉的方式维持脊柱结构的稳定性，进而可在一定程度上延缓腰椎的退变进程；药物治疗主要是通过药物改善患者局部症状，进而提高患者的生活质量。

手术治疗的方式可以通过局部解除神经压迫，重建脊柱结构的方式对患者进行有效的治疗。

在日常生活中，可以通过这些举措来预防腰椎病的发生。

（1）养成良好生活习惯

尽量选择软硬适中的床，长期躺过硬的床可能会增加腰部负担，而长期躺过软的床则不利于腰部肌肉放松，都可能会提高腰椎病的发病率。睡觉时尽量选择横向侧卧，以便减少腰部压力。此外，要注意做好腰部保暖工作，根据气温变化及时增添衣物。

（2）坚持适度运动锻炼

可根据自身实际情况进行适度的运动锻炼，比如慢跑、打太极拳等，延缓腰椎间盘发生退行性改变进程，避免腰椎受到损伤，降低腰椎病发生概率。

（3）保持正确的坐姿与站姿

要注意保持正确的坐姿与站姿，防止腰部肌肉劳损、腰椎受到损伤发生退行性改变。久坐者要注意避免长时间保持固定坐姿，适度起身活动。久站者要注意经常活动膝关节，减轻腰椎负担。

（4）定期体检

定期到医院进行健康检查可及时发现腰椎、脊椎病变，也是预防腰椎病的主要措施之一。

九、中耳炎——儿童听力下降的"罪魁祸首"

"最近我和孩子说话或者隔远一点叫他,他总是不搭理我,就和没听见一样,而且这几天他看电视或玩手机的时候,声音也开得很大"。在耳鼻喉科,一位妈妈带着孩子焦急地询问医生。原来,来就医的小朋友2周前感冒了,吃药之后已无明显不适,只是似乎听力出了点问题。经过系统的检查后发现,孩子原来是出现了中耳积液,因分泌性中耳炎所致。

分泌性中耳炎是什么?为什么会导致孩子听力下降?让我们一起来揭秘导致孩子听力下降的"罪魁祸首"。

1. 什么是分泌性中耳炎

分泌性中耳炎又称渗出性中耳炎,是以中耳积液及听力下降为主要特征的中耳非化脓性炎性疾病。本病冬春季多发,儿童和成人均可发病,以儿童多见,是导致儿童听力下降的常见原因之一。按病程的长短可将其分为急性(3周以内)、亚急性(3周至3个月)和慢性(3个月以上)3种。慢性分泌性中耳炎是因为急性期没有得到及时与有效的治疗,或由急性分泌性中耳炎反复发作、迁延转化而导致的。

分泌性中耳炎的病因比较复杂,目前看来多与咽鼓管功能障碍、中耳局部感染及免疫反应有关。

（1）咽鼓管功能障碍

咽鼓管是沟通鼓室和鼻咽部的管道,具有保持中耳内、外的气压平衡、清洁和防止逆行感染等功能。咽鼓管在一般情况下是关闭的,只有在吞咽、打呵欠等动作的一瞬间开放,以调节中耳内的气压,使之与外界的大气压保持平衡。当咽鼓管阻塞时,中耳逐渐形成负压,鼓室内外气压差达到 2.0～4.0kPa 时,黏膜内静脉即出现扩张,如果压力差进一步增大,黏膜就会发生水肿,血管通透性增加,漏出的血清聚集在中耳形成积液。引起咽鼓管阻塞的原因可分为机械性和非机械性,一般认为机械性阻塞是本病的主要病因,如腺样体肥大、鼻咽部肿瘤的直接压迫及慢性鼻窦炎等;非机械性阻塞的因素包括咽鼓管开闭肌功能失调、咽鼓管软骨弹性较差、管壁塌陷等。而儿童的咽鼓管短而宽,接近水平,因此儿童咽部感染时更容易扩散到中耳,这也是儿童分泌性中耳炎发病率高的原因之一。近年来的研究表明,如果咽鼓管清洁和防御功能发生障碍,如头颈部放疗而导致黏液纤毛输送系统功能障碍,则使得中耳及咽鼓管内的分泌物无法排出而引起中耳炎。

（2）感染

过去曾认为分泌性中耳炎是无菌性炎症，而近年来的研究发现中耳积液中致病菌检出率为22%～52%，致病菌的内毒素在发病机制中，特别是在病变迁延为慢性的过程中具有一定的作用。此外，急性化脓性中耳炎治疗不彻底以及致病菌毒力较弱等，也可能与本病的非化脓性特点有关。除细菌可检出外，慢性分泌性中耳炎中耳积液中也有病毒检出。

（3）免疫反应

中耳具有独立的免疫防御系统，出生后随着年龄的增长而逐渐发育成熟，而儿童的免疫系统尚未发育成熟，这也是儿童发病率高的原因之一。由于中耳积液中的细菌检出率较高、炎性介质的存在，并检测到细菌的特异性抗体和免疫复合物及补体等，提示慢性分泌性中耳炎可能是一种Ⅲ型变态反应。

被动吸烟，居住环境不良，哺乳位置不当，乳突气化不良等都属于致病的危险因素。

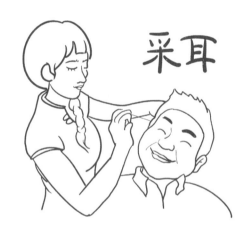

2. 得了分泌性中耳炎有什么表现

（1）听力下降

急性分泌性中耳炎发病前大多有感冒病史，后听力逐渐下降伴自听增强，当头位变动时听力可暂时改善。慢性分泌性中耳炎起病隐匿，听力下降不易察觉。儿童患者大多表现为对他人的呼唤不予理睬，看视频时要调大音量，学习时注意力不集中等。

（2）耳内闷胀堵塞感

多见于成人，按压耳屏后可暂时减轻。

（3）耳痛

急性发作时可有耳痛，慢性者耳痛不明显。

（4）耳鸣

多为间歇性，如"劈啪"声，或低调的"轰轰"声。当头部运动，或打呵欠、擤鼻涕时，耳内可出现气过水声。

3. 分泌性中耳炎如何治疗和预防

在治疗上，应采取综合治疗，包括清除中耳积液，控制感染，改善中耳通气引流以及积极治疗相关疾病。

（1）非手术治疗

1）控制感染。急性期耳痛明显时，可使用敏感抗菌药物，如头孢菌素类抗生素及红霉素等，或短期应用糖皮质激素。

2）改善咽鼓管通气引流。咽鼓管吹张，使用黏液促排剂（如标准桃金娘油肠溶胶囊），鼻塞时可用鼻腔减充血剂。

（2）手术治疗

1）鼓膜穿刺抽液。在无菌操作下穿过鼓膜抽出积液，必要时可重复穿刺。

2）鼓膜切开术。积液较黏稠，鼓膜穿刺时不能将其吸尽，或经过反复穿刺，积液在抽吸后又迅速生成时可行鼓膜切开术。

3）鼓膜置管术。病情迁延不愈或反复发作，可考虑行鼓膜置管，以改善中耳的通气引流，促进咽鼓管功能的修复。

（3）日常生活中如何预防

1）掌握正确的擤鼻方法，应按压一侧鼻孔而清理另一侧鼻孔。

2）积极防治感冒及鼻腔、鼻咽部慢性疾病。

3）适当运动，避免辛辣饮食及烟酒刺激。

十、耳鸣——耳鸣如影随形，到底该怎么办

进入冬季，气温骤降，小王"冷不丁"感冒了，这次感冒还引起了中耳炎，小王的耳朵内部不时感到疼痛。虽然家人一直劝他去医院，但是小王认为，再熬几天感冒就好了，耳朵也就不痛了。可感冒还没好，小王的耳朵里却不时传来"嗡嗡"的声音，有时候感觉声音在耳朵里，有时候又感觉在脑袋中，身边的人却无法听到。到医院检查后发现，原来，小王因为中耳炎引起了耳鸣。

耳鸣的情况并不少见，不少人都有过这样的经历。当夜深人静，放下手机准备睡觉时，或熬夜加班时，或去到强噪声环境后，类似蝉鸣声、汽车的鸣笛声、吹风声、蚊子飞的嗡嗡声、弱弱的电流声等声音就会在耳朵或大脑中突然而至，持续几秒、几分钟或者几小时都有可能。当出现这种情况就要注意，你可能是被耳鸣找上门了。

1. 什么是耳鸣

耳鸣是耳科临床上常见的三大难题之一，发病率很高，一般人群中有17%的人可以出现不同程度的耳鸣，近年来随着工作生活压力的增大，不良的生活习惯等，耳鸣的发生率也在不断增加。

耳鸣是指外界无相应声源的刺激，自觉耳内或颅内有声音的一种主观症状，常常伴有听力下降、睡眠障碍、心烦、恼怒、焦虑、抑郁、注意力无法集中等症状，影响正常的生活和工作。临床上大部分的耳鸣患者还伴有不同程度的耳聋，所以大家都担心"鸣久必聋"，但其实二者之间没有因果关系，耳鸣并不是导致耳聋的原因，大多数时候耳鸣只是我们身体发出的报警信号，提醒我们身体受到损伤需要引起重视。另外，还有一种客观性耳鸣，其多为搏动性，因血液湍流或肌肉阵挛所致，一般较易辨别。

2. 耳鸣发生后如何治疗

由于耳鸣的发生机制尚不明确，因此耳鸣的治疗还有一定的难度，临床上多从以下几个方面进行治疗。

（1）病因治疗

若为继发性耳鸣，首先需要找到引起耳鸣的某些已知疾病，比如常见的耵聍栓塞、胆脂瘤、中耳炎、听神经瘤、突聋、梅尼埃病、甲状腺功能异常、糖尿病、

颈椎病、高脂血症、原发性高血压等，控制解决相关病因，耳鸣自然能治愈或减轻。

（2）药物治疗

目前尚未发现能彻底治愈耳鸣的药物，但有些药物对耳鸣有一定的疗效，如改善耳蜗血液循环的药物、改善内耳能量代谢及营养神经药、利多卡因及对症治疗（抗焦虑药、安眠药）等。

（3）耳鸣再训练疗法

耳鸣再训练疗法又称耳鸣习服疗法，主要是通过改变与产生耳鸣有关的中枢神经网络的可塑性，降低机体对耳鸣的异常响应，降低耳鸣所引起的不良心理反应，从而达到与耳鸣和平共处。其方法主要包括指导性咨询和声治疗。

（4）中医特色治疗

辨证施治：耳鸣的病机有虚有实，实证多见于风邪侵袭、痰湿困结或肝气郁结，虚证多因脾胃虚弱、心血不足或肾精亏虚，可根据不同的证型采取不同的方药进行治疗。

针刺：《黄帝内经》中记载："耳者，宗脉之所聚也。"耳是众多经脉所聚集的地方，可以通过针刺局部的耳门、听宫、听会、翳风等穴位，以及配合远端辨证取穴，以达到疏通经络、调节脏腑、调和气血的功效。

耳穴压豆：耳穴是指分布在耳郭上与脏腑经络相沟通的特定区域，换而言之就是耳郭各部分分别隶属于人体各个脏腑器官，因此刺激耳穴时能达到通经活络、调节脏腑的作用。一般是用王不留行贴压在相关穴位上，并不时按压以保持穴位刺激。

揿针：又称皮内针，属于针刺中的浅刺疗法，是依据中医腧穴理论和皮部理论，将特制的小型针具固定在腧穴部位且长时间留针的治疗方法，具有行气活血、疏通经络的作用。揿针埋于皮下，疼痛感较轻；留针时间较长，并可以自行按压，能延长针刺效果，而且操作简便。

鸣天鼓法：对耳聋、耳鸣有一定的防治作用。《内功图说·十二段锦总诀》："左右鸣天鼓，二十四度闻。"具体方法是：调整好呼吸，用两手掌心紧贴两外耳道口，两手示指、中指、环指、小指对称地横按在后枕部，再将两手食指翘起放在中指上，然后将示指从中指上用力滑下，重重地叩击脑后枕部，此时可以听到洪亮清晰的声音，响如击鼓，先左手24次，再右手24次，最后双手同时叩击48次。

鼓膜按摩法：可用于治疗耳鸣、耳胀、耳聋。具体方法是：用示指或中指插入外耳道口，使其塞紧外耳道，轻轻按压1~2秒，再放开，一按一放，重复多次。

也可以用示指或中指按压耳屏，使其掩盖住外耳道口，持续 1~2 秒后再放开，一按一放，有节奏地重复多次。

3. 生活中如何预防耳鸣

需要提醒大家的是，耳鸣治疗的主要目的不是消除耳鸣，而是适应耳鸣及缓解因耳鸣而引起的焦虑、失眠、抑郁等症状。当耳鸣症状较轻，不影响工作和生活，又没有其他系统病变时，不需要特殊的治疗，我们应该不过度关注，要慢慢适应它，学会与它和解。

那么，在生活中应该如何预防耳鸣的发生呢？

1）保持心情舒畅，减轻工作或生活上的各种压力，解除对耳鸣不必要的紧张和误解。

2）保持良好的生活习惯，不熬夜，保持充足的睡眠，避免过度劳累，规律作息，饮食有节，戒烟戒酒。

3）尽量避免处于过分安静的环境中，学会转移注意力，不过分关注耳鸣。

4）适当运动，避免噪声刺激。

5）积极控制基础疾病，如原发性高血压、糖尿病、甲状腺疾病、颈椎病、高脂血症等。

十一、膝骨关节炎——得了膝骨关节炎不要乱吃药，症状不同治疗方法不同

俗话说，人老先老腿，年纪大了膝盖就容易出现问题。这不，张奶奶最近总觉得膝盖有些酸痛。随着入冬后气温下降，张奶奶的膝盖痛得更厉害了，上个厕所蹲下后，都很难站起身来，而且膝盖活动时，还不时有"吱吱"的响声。到医院检查后发现，张奶奶原来是患上了膝骨关节炎。

膝盖，作为承担行走、跑跳、蹲起等多项任务的身体部位，一旦出现损伤，不仅影响生活质量，而且严重时可能需要换膝盖。当患上膝骨关节炎时，切不可放松警惕，拖延病情，需要引起足够重视，及时进行治疗。

1. 膝骨关节炎有哪些表现

膝骨关节炎是一种以退行性病理改变为基础的疾患，一般由膝关节退行性病变、外伤、过度劳累等因素引起，多发于中老年人，是引起老年人腿疼的主要原因。另外，体重过重、不正确的走路姿势、长时间下蹲、膝关节的受凉受寒也是导致膝骨关节炎的原因。

膝骨关节炎主要有以下三大表现。

（1）关节疼痛

关节疼痛是绝大多数患者就诊的第一主诉，疾病初期为非持续性的轻中度疼痛，休息可缓解，受凉时可诱发或加重疼痛；随着疾病的进展，疼痛可能首先影响上下楼梯或蹲下起立动作；疾病进展到中期时疼痛症状会进一步影响到平地行走；晚期可以出现持续性疼痛而明显影响活动，甚至影响睡眠及非负重活动。

（2）关节活动受限

膝骨关节早期影响膝关节活动不明显，多表现为膝关节长时间固定姿势后改变体位时短时间不灵活感。在早晨起床时关节僵硬活动度下降，称之为"晨僵"，一般晨僵持续时间短，多在30分钟内，活动后可缓解。晚期关节活动可能明显受限，甚至导致残疾。

（3）关节畸形

早期畸形不明显，随着疾病进展，软骨层变薄，半月板损伤或骨赘增生等变化都可导致膝关节出现明显内翻，外翻，旋转畸形。膝内翻畸形是膝骨关节炎最常见的畸形。

2. 得了膝骨关节炎如何治疗

膝骨关节炎的最终治疗目的是缓解或消除疼痛，改善关节功能，提高患者生活质量。目前，依据患者骨关节炎的不同分期，治疗措施相应分为基础治疗、药物治疗、修复性治疗和重建治疗四层次。

基础治疗包括良好的生活习惯、适当的运动、科学合理的关节肌肉锻炼、中医特色治疗和物理疗法等。

药物治疗包括服用中药、抗炎止痛药（外用、口服或静脉用药等）、关节腔内注射玻璃酸钠或糖皮质激素等。

修复性治疗包括关节镜检术、关节软骨修复术、膝关节周围截骨术等。主要是通过影像学检查确定损伤程度，从而采取综合治疗方法，必要时需采取手术治疗，可以恢复膝关节功能。

重建治疗主要针对重度膝关节骨性关节炎患者，当患者已经出现关节疼痛明显且严重畸形，行走困难时，就需要进行关节置换术。

3. 中医治疗如何辨证施治

中医学认为，膝骨关节炎归属于筋壁和骨壁异常，究其根本无外乎肝肾亏虚，筋骨无法得到相应的养分，进而出现痰阻和血瘀这种问题。在运用中药治疗膝骨关节炎时，需根据这 5 类情况进行辨证治疗。

（1）肝肾亏损

症状：关节疼痛、肿胀、时轻时重、屈伸不利，或伴关节弹响，腰膝酸软，腰腿不利，屈伸运动时疼痛加剧；或伴关节变形，筋肉萎缩，形寒肢冷；或五心烦热、午后潮热。舌淡，或有瘀点、瘀斑，苔白或白腻，脉沉细或沉细涩。

治法：补益肝肾，强筋健骨。

（2）寒湿痹阻

症状：肢体、关节酸痛，或关节局部肿胀，屈伸不利，局部畏寒，皮色不红，触之不热，得热痛减，遇寒痛增，活动时疼痛加重；或伴腰膝酸软，四肢乏力；或纳食欠佳，大便溏薄，小便清长。舌苔薄白或白滑，脉弦紧或弦缓。

治法：散寒除湿，温经活络。

（3）湿热阻络

症状：关节红肿热痛，活动不利，拒按，局部触之灼热。发热，口渴，烦闷不安；或伴腰膝酸软，四肢乏力，大便干结，小便黄。舌质红，苔黄腻，脉濡数或滑数。

治法：清热除湿，通络止痛。

（4）痰瘀互结

症状：曾有外伤史，或痹痛日久，关节刺痛、掣痛，或疼痛较剧，入夜尤甚，痛有定处；或伴肢体麻木，不可屈伸，反复发作，骨关节僵硬变形，关节及周围可见瘀色。舌质紫暗或有瘀点、瘀斑，苔白腻或黄腻，脉细涩。

治法：活血祛瘀，化痰通络。

（5）气血两虚

症状：关节酸沉，隐隐作痛，屈伸不利，肢体麻木、四肢乏力；或伴形体虚弱，面色无华，汗出畏寒，时感心悸，纳呆，尿多便溏。舌淡，苔薄白，脉沉细或沉虚而缓。

治法：益气养血，舒筋和络。

4. 日常生活中，如何预防膝骨关节炎

（1）适当减重

膝关节的承受力比较大，肥胖的人群应当适量减重，适量的减重能够减轻膝关节的承受重量，降低患上此病的风险。

（2）运动时做好防护措施

上了年纪的人身体会出现老化的现象，在运动时一定要做好防护措施，运动时要佩戴护膝。

（3）改变运动方式

运动时一定要避免过于剧烈。膝盖损伤以及有膝关节疼痛的患者，运动时要避免对膝关节负重。

（4）做好防寒措施

膝关节是由软骨构成，膝关节的血管少血液循环不好，很容易使膝关节发生病变。在换季时要做好防寒保暖措施，天冷换季时可以多泡脚，促进局部血液循环。

（5）合理补充营养物质

在生活中要合理补充身体所需的营养物质，上了年纪的人要适量补充葡萄糖胺和硫酸软骨素，这些营养物质对于膝关节的软骨健康非常重要。

十二、不孕不育——每 10 对夫妻就有 1 对不孕不育，这些常见习惯是杀手

谢女士，31 岁，平素月经尚规律，6/32 天，结婚 5 年，未避孕一直未孕。

杨女士，34 岁，2 年前人工流产后，未避孕一直未孕，月经规律。

同样是没有避孕，谢女士和杨女士都没有怀上孕，但情况也有所不同，谢女士是从来没过妊娠史的，而杨女士之前是怀过孕的，以上两种情况都称之为不孕。"30 岁前不想要，30 岁后要不到。"正是当前不少育龄男女发出的慨叹。如今，不孕不育已成为许许多多家庭挥之不去的阴影。

1. 什么是不孕不育

不孕不育是指孕龄期夫妻性生活正常，同居一年以上，未避孕但是没有怀孕。根据男女性别的差异，又分为不孕症和不育症。孕育生命需要夫妻双方共同参与，那自然对于夫妻双方只要一方有问题，都有可能导致不孕不育的发生。临床上对于不孕不育这类疾病，我们也是主张夫妻双方共同就诊。因女方因素引起的未能正常怀孕称为不孕症，其中从未怀过孕的称为原发性不孕症，曾经有怀过孕的称为继发性不孕症；因为男方因素不能使妻子怀孕的称为不育症。

不孕不育又分为先天性和后天性，先天性的因素比较复杂，比如女性先天的生理缺陷和生殖器的畸形等。目前导致不孕不育的因素主要是后天性的，也就是说继发在一些其他的疾病上，比如女性的月经病、带下病、盆腔炎、生殖器肿瘤等均可以导致不孕，生活作息、饮食、心理因素以及长期接触放射毒物导致男性精子数量质量下降等导致的不育，以及夫妻双方的染色体及免疫抗体异常等。因此，前面的案例，谢女士和杨女士都是属于不孕的范畴，不过谢女士是属于原发性不孕，而杨女士是属于继发性不孕。

2. 造成女性不孕的原因有哪些

（1）排卵障碍

卵巢的排卵障碍就是女性无法正常排出卵子，更别说和精子结合了，这很大一部分原因是内分泌因素导致的，就好比卵子是果实，正常情况下果实成熟了才会从果树上掉下来，而排卵障碍就是卵子是不成熟的，那就没办法从卵巢内排出来，尤其是目前人们作息不规律、饮食不健康、久坐、运动量少等导致的内分泌

失调，且这种情况下导致的不孕日渐趋于年轻化，如临床上比较常见的多囊卵巢综合征、高泌乳素血症等，导致排卵障碍性不孕，还有卵巢储备功能下降、卵巢早衰，没有卵细胞的排出，自然就不能受孕。

（2）输卵管异常

输卵管在受孕过程中担任了桥梁的作用，要想在自然状态下受孕，必须要经过输卵管这条通路，如果输卵管堵塞了就没办法实现精子和卵子的结合。临床常见的不孕很大一部分原因是输卵管的异常导致的，比如因盆腔炎、导致输卵管炎症引起的粘连、迂曲、积水、堵塞的，都可以导致精子与卵子的结合困难引发不孕。

（3）子宫疾病

精子和卵子能顺利地结合形成受精卵，下一步就是将受精卵这颗"种子"种植到适合生长的肥沃的"土壤"中去，也就是子宫中去，但是如果土壤不肥沃、不平坦也会导致种子没法种植，常见的子宫土壤不肥沃的如子宫内膜比较薄、血运比较差，不能为种子提供营养；土壤不平坦导致宫腔内的环境不好影响胎儿生长发育的，如宫腔粘连、子宫内膜息肉、子宫内膜异位症、较大子宫肌瘤等，从而导致不孕的发生。

3. 常见的导致男性不育症的原因有哪些

（1）遗传因素

如先天性的睾丸发育不全症、原发性的小睾丸症等，影响精子的发育，从而导致少精、无精或精子异常，都有可能导致男性不育。

（2）生活习惯

不良的生活习惯如抽烟、喝酒、熬夜以及肥胖导致精子密度降低、向前运动能力降低、精子畸形率高。

（3）疾病因素

精液异常，包括无精、少精、弱精、精子畸形和死精等；因生精障碍导致的精子数量减少、活动力降低或精子畸形；输送精液受阻导致的梗阻性无精症、射精障碍如阳痿、早泄等精液不能正常进入女性阴道内。

4. 如何预防不孕不育

（1）学习科学卫生知识，掌握受孕道理

随着医学的进步，性方面的知识已不再是神秘羞耻之事。应充分了解性知识，减少疾病的发生，尤其是减少性器官方面疾病的发生，为妊娠创造有利条件。

（2）有病早治，预防为先

很多疾病可以引起不孕，如果这些疾病能早期发现，早期得到彻底的治疗，就不会发展成不孕症。如盆腔炎，在急性期如能得到彻底的治疗就不会变成慢性盆腔炎，如果慢性盆腔炎能及时认真彻底治疗，不一定会造成输卵管不通，也不会因此而不孕。再如男性患腮腺炎往往会引起睾丸炎，如能及早治疗，注意休息，可避免睾丸炎的发生，就不会影响精子的发生，有利于受孕。

（3）减少手术，重视第一胎孕育

手术不洁，或术后调理不慎均会引起感染，出现发热，以致输卵管炎、子宫内膜炎，或形成附件炎性包块，而致不孕。有些不孕患者曾因诊刮、人流或子宫颈息肉摘除等手术，而引起月经不调或宫腔粘连等，这些病证均影响生育。减少手术，重视第一胎的人流，对预防不孕是有积极意义的。

（4）心情开朗，减少精神紧张

夫妇双方婚后生儿育女是人生的希望，但往往盼子太心切，反而不易怀孕。特别高龄者或结婚数年未孕者心情更加紧张，从而干扰了神经内分泌功能。

（5）注意自我保护，减少不孕的发生

某些人从事一些特殊工作，如接触放射线、某些有毒物质，长期高温作业等，需要认真采取措施，自我保护，使不孕的因素降低到最低限度。

5. 不孕不育的中西医治疗

针对由于女方的因素导致不孕的，前面说到的排卵障碍、输卵管异常、子宫异常等，排卵障碍可进行促排卵治疗，在 B 超下监测排卵以指导同房，从而增加受孕概率；输卵管异常如输卵管粘连、堵塞予以输卵管的复通，中药保留灌肠和中药热敷等中医特色治疗盆腔炎，改善输卵管炎症和积水情况；子宫的相关疾病予以宫腔镜或宫腹腔镜手术处理原发的病灶，改善子宫环境。

中医药对于女性不孕是有独特优势的，通过中药整体调节，中医对于不孕不育的认识主要侧重在"虚"和"瘀"，当"瘀"重于"虚"时，比如多次人流、清宫术、宫腔手术所致的内膜薄者，应该要特别重视血瘀的治疗。当虚重于瘀时，应以扶正为主，如卵巢功能低下、卵巢早衰等。同时顺应月经不同时期给予不同的治疗方案，更有针对性。

从虚从瘀论治是现阶段对男性不育症中医辨证本质的认识。以补肾为基本治法，"久病必有瘀"，加以活血通络水蛭、地龙、王不留行等治之，常能明显提高疗效，缩短疗程。

对于以上去除病因后仍旧无法正常受孕的，可以采用辅助生殖技术。目前辅助生殖技术已经相对比较完善，尤其对于传统受孕方法无法怀孕的、年龄比较大对怀孕有强烈需求的夫妇进行人工辅助生殖不失为一种行之有效的办法，如宫腔内人工授精和体外受精和胚胎移植，精准的中医药辅助治疗切入亦能显著提高妊娠率、着床率、活产率。